Kohlhammer

Die Autoren

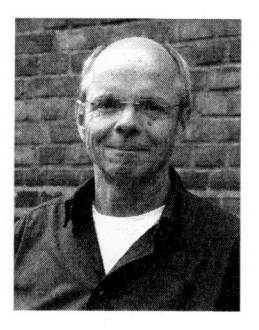

Thomas Hax-Schoppenhorst, Pädagoge, Integrationsbeauftragter und Beauftragter für Öffentlichkeitsarbeit der LVR-Klinik Düren, ehrenamtlich in der Flüchtlingsarbeit tätig.

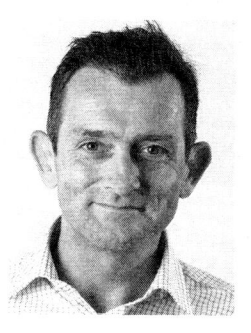

Stefan Jünger, Fachkrankenpfleger für psychiatrische Pflege, Fachwirt für Kranken- und Altenpflege, Bildungsreferent an der Akademie für seelische Gesundheit in Solingen.

Thomas Hax-Schoppenhorst/
Stefan Jünger

Seelische Gesundheit von Geflüchteten

Ein Praxisratgeber für Gesundheitsberufe

Verlag W. Kohlhammer

Dieses Werk einschließlich aller seiner Teile ist urheberrechtlich geschützt. Jede Verwendung außerhalb der engen Grenzen des Urheberrechts ist ohne Zustimmung des Verlags unzulässig und strafbar. Das gilt insbesondere für Vervielfältigungen, Übersetzungen, Mikroverfilmungen und für die Einspeicherung und Verarbeitung in elektronischen Systemen.

Die Wiedergabe von Warenbezeichnungen, Handelsnamen und sonstigen Kennzeichen in diesem Buch berechtigt nicht zu der Annahme, dass diese von jedermann frei benutzt werden dürfen. Vielmehr kann es sich auch dann um eingetragene Warenzeichen oder sonstige geschützte Kennzeichen handeln, wenn sie nicht eigens als solche gekennzeichnet sind.

Es konnten nicht alle Rechtsinhaber von Abbildungen ermittelt werden. Sollte dem Verlag gegenüber der Nachweis der Rechtsinhaberschaft geführt werden, wird das branchenübliche Honorar nachträglich gezahlt.

Piktogramme

Information   Tipp

Merke

1. Auflage 2019

Alle Rechte vorbehalten
© W. Kohlhammer GmbH, Stuttgart
Gesamtherstellung: W. Kohlhammer GmbH, Stuttgart

Print:
ISBN 978-3-17-034809-7

E-Book-Formate:
pdf: ISBN 978-3-17-034810-3
epub: ISBN 978-3-17-034811-0
mobi: ISBN 978-3-17-034812-7

Für den Inhalt abgedruckter oder verlinkter Websites ist ausschließlich der jeweilige Betreiber verantwortlich. Die W. Kohlhammer GmbH hat keinen Einfluss auf die verknüpften Seiten und übernimmt hierfür keinerlei Haftung.

Für Ahmmad

»Es gibt ein Leben nach der Flucht. Doch die Flucht wirkt fort, ein Leben lang. Unabhängig von den jeweiligen individuellen Prägungen, von Schuld, Bewusstsein, Absicht, Sehnsucht. (...)
Nichts an der Flucht ist flüchtig. Sie stülpt sich über das Leben und gibt es nie wieder frei.«

(Ilja Trojanow 2017, S. 9 u. 11)

Vorwort

Der im Jahr 2015 einsetzende »Flüchtlingsstrom« sorgte in Deutschland und Europa für große Aufregung. Als krisenhaft bewertete Zustände im Zusammenhang mit der Ein- oder Durchreise hunderttausender Flüchtlinge und Migranten in oder durch viele Staaten Europas führten in den meisten Mitgliedsländern der Europäischen Union zu gesellschaftlichen Debatten über die Ausrichtung der Asyl- und der jeweiligen nationalen Einwanderungs- bzw. Flüchtlingspolitik sowie zum Erstarken nationalkonservativer politischer Kräfte. Die diesbezügliche, vielfach sehr kontrovers und von divergierenden Interessen geprägte Diskussion wird auch in der kommenden Zeit anhalten; eine verlässliche Aussage darüber, welche Entwicklung Fluchtbewegungen nehmen werden, ist kaum möglich, da die Verhältnisse weltweit einem ständigen und dabei atemberaubenden Wandel ausgesetzt sind und da sich bedauerlicherweise die Fluchtanlässe eher mehren. Man kann bereits heute davon ausgehen, dass mit Erscheinen dieses Ratgebers Zahlen der Aktualisierung bedürfen und entscheidende globale Ereignisse nicht mehr Berücksichtigung finden konnten. Das ist für die um Aktualität bemühten Verfasser frustrierend und zugleich symptomatisch, denn Unruhen, Krisen und Kriege prägen das Weltgeschehen.

Unabhängig davon steht fest, dass die aus unterschiedlichen Wirklichkeiten und Motiven gekommenen Menschen unserer Unterstützung bedürfen – seien sie nun körperlich oder psychisch erkrankt, sei es, dass sie Orientierung und Halt suchen. Dabei wirft neben den vielfach zu beobachtenden Sprachbarrieren die Begegnung mit ihnen eine Vielzahl von Fragen auf, nicht selten kommt es zu Missverständnissen, Fehldeutungen, und im ungünstigsten Fall machen sich sogar Unmut und Abwehr breit. Hilfe tut folglich not, um das Miteinander auf eine breitere Basis des Verständnisses zu bringen.

Die in den Gesundheitsberufen tätigen Kolleginnen und Kollegen arbeiten zumeist in recht kurzen Zeitfenstern mit Geflüchteten – so zum Beispiel während eines stationären Aufenthalts. Auf den ersten Blick scheint das in einer solchen Frist Erreichbare maximal begrenzt. »Wir können nicht die Welt retten«, mögen insgeheim einige angesichts der Problemfülle denken. Wenn auch das Schicksal unserer Erde nicht zu den primären Herausforderungen von Pflegenden und anderen Berufsgruppen gehört, so gibt es Wege (und auch die Verpflichtung), die in große Not und Bedrängnis geratenen Menschen in einer solchen Weise zu begleiten, dass sie sich verstanden, angenommen fühlen, dass sie eine (graduelle) Verbesserung ihres Gesundheitszustandes erfahren, um zu neuen Mut zu schöpfen.

Unser Ratgeber, der sich an thematische »Ersteinsteiger« und an Kolleginnen und Kollegen wendet, die Wissen »wiederauffrischen« möchten, verfolgt zur Bahnung dieser Wege mehrere Ziele: Zunächst soll er aktuelle Informationen namhafter Organisationen und Initiativen liefern, die Grundvoraussetzung für ein tiefergehendes Verständnis sind. Anschließend wird der Aspekt der seelischen Gesundheit von Geflüchteten ausführlich behandelt. Praxisbezogene Ausführungen, also Hilfestellungen für den Alltag, bilden den folgenden Schwerpunkt. Da die Grundhaltung zum oft als »Flüchtlingsproblematik« titulierten Phänomen ganz wesentlich ist, bieten Vertiefungen zu Oberbegriffen wie zum Beispiel »Fremdheit«, »Kultur« oder »ethische Aspekte« die Möglichkeit zur Reflexion und zu einer Positionsbestimmung. Die gewonnene innere Haltung wirkt sich wesentlich auf die Beziehung zu Patientinnen und Patienten und damit auf einen erwünschten Erfolg aus.

Generell möchten wir uns für einen behutsamen, differenzierten Umgang mit dem Begriff »Flüchtlinge« aussprechen, da die Gefahr der Stigmatisierung und Generalisierung damit verbunden ist. Daher haben wir uns weitestgehend für die Verwendung des Begriffs »Geflüchtete« entschieden.

Somit laden wir Kolleginnen und Kollegen ein, neue und hilfreiche Erkenntnisse zu gewinnen, die Ausgangspunkt für eine gute Zusammenarbeit mit dem uns (noch) fremden Gegenüber sein können.

Nicole Lieberam, PD Dr. Iris Graef-Callies, Kirsten Eichler, Dr. Marion Koll-Krüsmann, Uwe Blücher, Heiko Sakurai, Christoph Müller sowie den Mitarbeitenden des Bundesamtes für Migration und Flüchtlinge, der »BUNDjugend«, »Brot für die Welt«, »medico international«, »Pro Asyl«, der Nationalen Akademie der Wissenschaften Leopoldina, der Bundespsychotherapeutenkammer, der Internationalen DAAD Akademie, der Bundesweiten Arbeitsgemeinschaft Psychosozialer Zentren für Flüchtlinge und Folteropfer (BAfF e. V.), dem Ethnomedizinischen Zentrum e. V., der Bundeszentrale für politische Bildung und dem »UNO-Flüchtlingshilfe e. V.« sei für die Unterstützung und Bereitstellung von Texten von Herzen gedankt!

Essen/Düren, im Mai 2019   Thomas Hax-Schoppenhorst
Stefan Jünger

Inhalt

Vorwort 7

1 Flucht und Fluchtursachen **13**
    1.1   Begriffsklärung: Migranten, Flüchtlinge 15
    1.2   Flüchtlinge weltweit 17
    1.3   Fluchtursachen im Überblick 21
    1.4   Flüchtlinge kommen zu Wort 24
    1.5   Asyl in Deutschland 26
    1.6   Positionsbestimmung 29

2 Rechtliche Rahmenbedingungen **32**
    2.1   Grundlagen 33
        2.1.1   Völkerrecht 33
        2.1.2   Genfer Flüchtlingskonvention 34
        2.1.3   Europäisches Recht 35
        2.1.4   Nationales Recht 37
    2.2   Ablauf des Asylverfahrens im Überblick 38
    2.3   Das Asylbewerberleistungsgesetz (AsylbLG) .. 48
    2.4   Kritik an der Flüchtlingspolitik 49

3 Umgang mit Fremdheitserfahrungen **57**
    3.1   Fremdheit ist kein objektiver Tatbestand 54
    3.2   Umgeleiteter Zorn 57
    3.3   Faktencheck 58
    3.4   Sprache als Waffe 61

4 Aspekte der seelischen Gesundheit von Geflüchteten **64**
    4.1   Migration als Krise 64
    4.2   Fluchtstadien 66

		4.2.1	Vor der Flucht	67
		4.2.2	Auf der Flucht	67
		4.2.3	Nach der Flucht	68
	4.3		Psychische Erkrankungen bei Geflüchteten	70
	4.4		Sonderfall Suizidalität	74
	4.5		Die Posttraumatische Belastungsstörung (PTBS)	75
		4.5.1	Was ist ein Trauma?	75
		4.5.2	Was sind Traumafolgestörungen?	77
		4.5.3	Merkmale der Posttraumatischen Belastungsstörung	80
	4.6		Integrationsbeauftragte als Experten	83
5	**Umgang mit psychischen Erkrankungen Geflüchteter**			**85**
	5.1		Affektstörungen	86
		5.1.1	Manische Episode	87
		5.1.2	Depression	89
		5.1.3	Angststörungen	98
	5.2		Traumatisierung	104
6	**Herausforderung Kommunikation**			**109**
	6.1		Kommunikation mit Geflüchteten	109
		6.1.1	Irritationen der Kommunikation im Pflegealltag	114
		6.1.2	Direkte und indirekte Kommunikation in der interkulturellen Begegnung	114
	6.2		Nonverbale Kommunikation in der interkulturellen Begegnung	116
	6.3		Biografische Hintergründe erkunden	117
	6.4		Kommunikation mit Geflüchteten im Pflegealltag	117
	6.5		Dolmetschereinsatz und Kulturvermittler	118
	6.6		Zur Rolle von Sprach- und Integrationsmittlern	122
Literatur				**124**
Stichwortverzeichnis				**133**

1 Flucht und Fluchtursachen

Mit ihrem Satz »Wir schaffen das.« sorgte Bundeskanzlerin Angela Merkel am 31. August 2015 für eine lang anhaltende, phasenweise sehr kontroverse öffentliche Debatte. Die Zahl der Asylbewerberinnen und Asylbewerber in Deutschland erreichte 2015 den Höchststand – ebenso wie die Anzahl der Flüchtlinge, die den gefährlichen Weg über das Mittelmeer riskierten, um nach Europa zu gelangen. Viele von ihnen kommen dabei durch Ertrinken um ihr Leben. »Die Aufnahme und Integration hunderttausender Geflüchteter gehört wohl zu den größten Herausforderungen, mit denen sich nicht nur Deutschland, sondern alle europäischen Staaten und ganz besonders auch die Gesellschaften in Europa in den letzten Jahrzehnten konfrontiert sahen« (adenauercampus 2017). Zwar hat sich die Situation etwas entschärft, was jedoch weitestgehend auf eine massive Abschottungspolitik im gesamten europäischen Raum zurückzuführen ist; Meldungen z. B. über die Verweigerung der Einreise in Länder des Mittelmeerraumes gehören fast zur Tagesordnung. Im Sommer 2019 wurde in Deutschland die Abschiebepraxis deutlich verschärft.

> ### Hintergründe
>
> »Kriege, politische Verfolgung, Terrorismus, organisierte Gewalt und Menschenrechtsverletzung (s. u. zu den Fluchtursachen) in vielen Ländern der Welt haben dazu geführt, dass sich immer mehr Menschen gezwungen sehen, ihr Heimatland zu verlassen, um in Europa Schutz zu finden. (…) Viele dieser Flüchtlinge haben traumatische Erfahrungen gemacht und leiden unter psychischen Erkrankungen. Sie benötigen dringend professionelle Hil-

fe. Das deutsche Gesundheitssystem ist jedoch nicht ausreichend auf die Versorgung psychisch erkrankter Flüchtlinge vorbereitet. Nur ein geringer Teil der Flüchtlinge, die unter einer psychischen Erkrankung leiden, erhält aktuell eine angemessene Behandlung. Zu diesem Schluss kommen auch die Integrationsminister sowie die Gesundheitsministerkonferenz, die in ihren Beschlüssen 2015 fordern, die Gesundheitsversorgung von Flüchtlingen mit psychischen Erkrankungen zu verbessern« (BPtK 2015).

»Berlin – Ärzte und Vertreter von Hilfsorganisationen rufen zu einer besseren Behandlung von Flüchtlingen mit psychischen Erkrankungen auf. Viele Betroffene seien nicht nur etwa durch Kriege in ihren Herkunftsländern, sondern auch durch Gewaltexzesse auf der Flucht schwerst traumatisiert, sagte der Geschäftsführer der deutschen Sektion von Ärzte ohne Grenzen, Florian Westphal, am Montag in Berlin. Hinzu komme eine meist mangelhafte medizinische Versorgung in den Flüchtlingscamps. Allein in Griechenland säßen derzeit rund 60.000 Menschen in oft überfüllten Lagern fest« (ärzteblatt.de 2016).

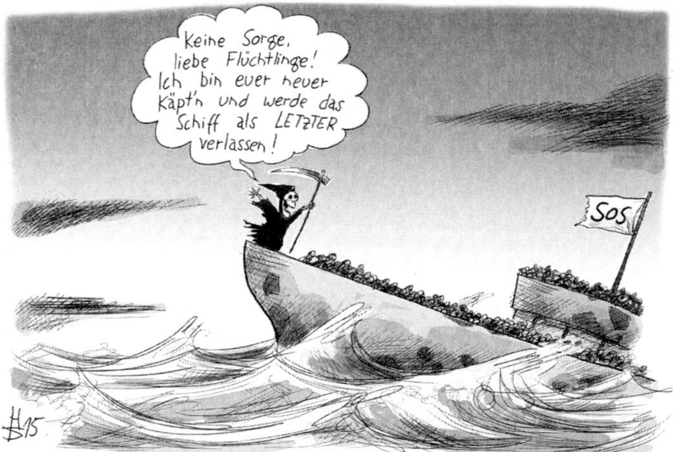

Abb. 1: Als LETZTER, Copyright: Heiko Sakurai

1.1 Begriffsklärung: Migranten, Flüchtlinge

Wann ist ein Mensch ein Flüchtling? Und wann ein Migrant? Die beiden Begriffe sind keine Gegensätze, bedeuten aber auch nicht das gleiche.

Menschen verlassen aus unterschiedlichen Gründen ihre Heimat und kommen nach Deutschland. Das Völkerrecht (▶ Kap. 2) unterscheidet zwischen Flüchtlingen, die durch äußere Einflüsse wie Krieg oder Verfolgung zur Flucht getrieben wurden, und Migranten, die aus eigenem Antrieb in der Fremde bessere Lebensbedingungen suchen. Allerdings sind beide Gruppen nicht klar voneinander abzugrenzen.

Migranten (von lateinischen migratio = Umzug, Wanderung, Auswanderung) erhoffen sich in einem anderen Land ein besseres Leben und verlassen ihre Heimat – oft auf illegalem Weg und mit großem persönlichen Risiko. Wichtige Gründe für Migration sind neben großer Not auch politische Krisen und bewaffnete Konflikte. Es kann sich darum bei Migranten neben Armuts-, Wirtschafts- und Klimaflüchtlingen auch um Kriegsflüchtlinge handeln. In der Bundesrepublik hat sich in den vergangenen Jahren der Begriff »Menschen mit Migrationshintergrund« als Bezeichnung für Zuwanderer und ihre Nachkommen eingebürgert. Auch das Statistische Bundesamt benutzt seit dem Mikrozensus 2005 diese Definition.

Umgangssprachlich werden Menschen, die vor Krieg, Hunger oder wirtschaftlichen Zwängen nach Deutschland fliehen, als *Flüchtlinge* bezeichnet. Juristisch gesehen ist ein Flüchtling allerdings nur jemand, der unter die Bestimmungen der Genfer Flüchtlingskonvention (▶ Kap. 2) fällt: Flüchtlinge sind Menschen, die aus der begründeten Furcht vor Verfolgung wegen ihrer Rasse, Religion, Nationalität, Zugehörigkeit zu einer bestimmten sozialen Gruppe oder wegen ihrer politischen Überzeugung ihr Land verlassen haben.

Ein Flüchtling hat das Recht auf Schutz in einem anderen Land. Ob eine staatliche Verfolgung vorliegt, wird in nationalen Asylverfahren festgestellt, die sich von Aufnahmestaat zu Aufnahmestaat unterscheiden (vgl. Merkur.de 2018).

> **Geschichtliche Aspekte**
>
> Migration gibt es, seit es Menschen gibt. Wie sonst wäre zu erklären, dass die Menschheit sich aus dem südlichen Afrika über alle Erdteile und in alle klimatischen Regionen ausgebreitet hätte. Immer war Migration von dem Ziel bestimmt, neue Lebensräume zu entdecken, um das Überleben der eigenen Gattung zu sichern. Die im europäischen Kontext besonders geschichtsmächtigen Migrationsereignisse waren: die Völkerwanderungen in der ausgehenden Antike, die Wanderungen infolge konfessioneller Streitigkeiten und Bürgerkriege in der frühen Neuzeit oder die wirtschaftlich bedingten großen Migrationsbewegungen des 19. Jahrhunderts, ohne die die Weltmachtstellung der Vereinigten Staaten im 20. und 21. Jahrhundert schlichtweg undenkbar wäre.
>
> In der deutschen Migrationsgeschichte gab es verschiedene Phasen und Migrationsgründe. Deutschland war selten nur Ein- oder Auswanderungsland allein. Im 19. Jahrhundert dominierte die Auswanderung nach Amerika, Anfang des 20. Jahrhunderts wanderten hingegen viele Arbeitskräfte ein. Die beiden Weltkriege waren von Vertreibung, Deportationen und Zwangsarbeit geprägt.
>
> Die zweite Hälfte des letzten Jahrhunderts bringt eine nochmalige Dynamisierung des Wanderungsgeschehens mit sich. Zentrales Merkmal dieser Entwicklung ist ihre globale Ausprägung. In großen Teilen der sogenannten »Dritten Welt« verschärften sich die politischen, wirtschaftlichen und sozialen Probleme und trieben unzählige Menschen in die Flucht. Vielfach ist das 20. Jahrhundert als Jahrhundert der Flüchtlinge beschrieben worden (Marx 2003, S. 143 f.).

1.2 Flüchtlinge weltweit

Ende des Jahres 2018 waren 70,8 Millionen Menschen weltweit auf der Flucht. 25,9 Millionen dieser Menschen sind Flüchtlinge, die vor Konflikten, Verfolgung oder schweren Menschenrechtsverletzungen aus ihrer Heimat flohen. Darunter fallen 20,4 Millionen Flüchtlinge unter das Mandat von UNHCR (United Nations High Commissioner for Refugees). Mehr als die Hälfte der Flüchtlinge weltweit sind Kinder unter 18 Jahren. 41,3 Millionen Menschen sind Binnenvertriebene, Menschen, die innerhalb ihres Landes auf der Flucht sind. 3,5 Millionen Menschen unter den 70,8 Millionen sind Asylsuchende (vgl. UNHCR 2019).

Tab. 1: Fluchtregionen – Wo sind die meisten Menschen auf der Flucht?, Quelle: UNHCR 2018

Region	Anteil Geflüchteter
Nord- und Südamerika	16 %
Asien und Pazifikregion	11 %
Afrika	30 %
Naher Osten und Nordafrika	26 %
Europa	17 %

55 % der Flüchtlinge weltweit kommen aus nur drei Ländern:

- Südsudan: 1,4 Mio.
- Afghanistan: 2,5 Mio.
- Syrien: 5,5 Mio.

28.300 Menschen fliehen im Durchschnitt pro Tag auf Grund von Konflikten und Verfolgung (vgl. UNHCR 2018).

Auf der Flucht im eigenen Land

Binnenflüchtlinge (engl. Internally Displaced Persons – IDPs) sind Menschen, die innerhalb Ihres eigenen Landes fliehen. Jahrzehntelang wurden sie kaum als eigenes Phänomen wahrgenommen, obwohl sie zu einer der größten Gruppen von schutzbedürftigen Menschen gehören.

Binnenvertriebene fliehen aus denselben Gründen wie Flüchtlinge. Jedoch selten erhalten sie rechtlichen oder physischen Schutz. Es gibt keine speziellen völkerrechtlichen Instrumente für Binnenvertriebene, und allgemeine Übereinkommen wie die Genfer Konventionen lassen sich in vielen Fällen nur schwer anwenden (UNO-Flüchtlingshilfe 2018a).

Fast zwei von drei Menschen suchen im eigenen Land nach Schutz. Mehr als acht von zehn Flüchtlingen halten sich in so genannten Entwicklungsländern auf (medico international 2017).

Tab. 2: Länder, aus denen die meisten Flüchtlinge stammen (Stand: Ende 2016), Quelle: Statista 2018

Land	Anzahl Geflüchteter
Syrien	5.524.377
Afghanistan	2.501.445
Südsudan	1.436.719
Somalia	1.012.323
Sudan	650.640
Dem. Rep. Kongo	537.473
Zentralafrikanische Republik	490.892
Myanmar	490.289
Eritrea	459.430
Burundi	408.085

Besonders schutzbedürftig sind (Flüchtlingshilfe 2018b):

- **Flüchtlingskinder**
  Ca. 51 % der Menschen, die sich auf der Flucht oder in flüchtlingsähnlichen Situationen befinden, sind jünger als 18 Jahre. Flüchtlingskindern drohen in den Kriegswirren besondere Gefahren: Sie werden als Kindersoldaten rekrutiert und zum Kämpfen und Töten gezwungen. Sie müssen lange und schwer arbeiten, um etwas zum Überleben zu verdienen. Es kommt immer wieder zu Zwangsehen und Vergewaltigungen.
  Die Erfahrungen und Erlebnisse, die Kinder im Krieg und auf der Flucht machen, hinterlassen in ihrer Seele tiefe Verletzungen. Angstzustände, Depressionen, Schlafstörungen sowie jahrelange psychosomatische Leiden sind die Folgen und können die Entwicklung eines Kindes nachhaltig beeinträchtigen.

> Tagelange Märsche zum Meer gingen dem Verharren in überfüllten Flüchtlingsbooten voraus; später mussten sie sich in Lastwagen zwischen Kisten verstecken. Sie durften nicht schreien, egal wie viel Angst sie hatten, egal wie krank sie sich fühlten, egal wie übel ihnen war. Unzählige Male hörten Ärzte diese Schicksale, als sie 100 syrische Flüchtlingskinder unmittelbar nach ihrer Ankunft in München befragten. Im Schnitt zehn Monate lang waren die jungen Menschen unterwegs gewesen – eine Zeit, die Spuren in ihrer Seele hinterließ. Bei 22 % diagnostizierten Mediziner der Technischen Universität München eine Posttraumatische Belastungsstörung (PTBS). Konzentrationsprobleme, Verhaltensauffälligkeiten, Schlafschwierigkeiten und Einnässen sind typische Symptome bei Kindern. Weitere 16 % erfüllten die Kriterien einer Anpassungsstörung, die die Ärzte als Vorstufe für die PTBS betrachten (SZ.de 2015).

- **Flüchtlingsfrauen**
  Mindestens 50 % aller Flüchtlinge sind Frauen und Mädchen. Frauen fliehen wegen Unterdrückung und Verfolgung aus politischen und religiösen Gründen. Aber auch Witwenverbrennun-

gen, genitale Verstümmelung oder Vergewaltigungen sind weitere Gründe, die Frauen zur Flucht zwingen.

Die Auflösung sozialer und gesellschaftlicher Strukturen einer Gesellschaft führt zur Zunahme der Gewaltbereitschaft. In vielen Bürgerkriegen gehören systematische Vergewaltigungen von Frauen und Mädchen zur erklärten Kriegsstrategie. Frauen, die Opfer von Gewalt wurden, leiden unter psychischen Langzeitfolgen, Depressionen bis hin zu Selbstmordgedanken und ihrer sozialen Isolation.

Angst ist der ständige Begleiter auf der Flucht – Angst vor Gewalt und sexuellen Übergriffen, Hunger und Krankheit, dem Verlust von Angehörigen und einer ungewissen Zukunft.

Frauen verlassen ihre Heimat oft allein mit den Kindern und älteren Familienangehörigen, weil ihre Ehemänner, Väter oder Brüder getötet, gefangen genommen oder als Rebellen oder Soldaten eingezogen wurden.

»Die Frage nach der Unterbringung Asylsuchender in Containern, Zelten und überfüllten Massenunterkünften überlagert häufig die Diskussion um die Qualität der Unterkünfte und die Wahrung der Rechte von Asylsuchenden und Geduldeten dort. Dies betrifft auch das Recht auf Schutz vor geschlechtsspezifischer Gewalt und sexueller Belästigung in Flüchtlingsunterkünften. Betroffene sind häufig Frauen, die circa ein Drittel der Antragstellerinnen ausmachen. Sie laufen Gefahr, sexualisierte oder häusliche Gewalt durch Partner, Bewohner oder Personal zu erleben.

Die Aufnahmestaaten sind unions-, flüchtlings- und menschenrechtlich verpflichtet, effektiv zu gewährleisten, dass sich für geflüchtete Frauen die Gewalt in Deutschland nicht fortsetzt. Das gilt unabhängig davon, ob sie in Notunterkünften, privaten Wohnungen, kleinen Gemeinschaftsunterkünften oder großen Erstaufnahmeeinrichtungen leben« (Deutsches Institut für Menschenrechte 2016).

- **Ältere Flüchtlinge**
  Bei einer alternden Weltbevölkerung wird davon ausgegangen, dass auch der Anteil der älteren Flüchtlinge zunehmen wird. Als »ältere Menschen« bezeichnet UNHCR alle Personen über 60, wobei bei dieser Definition auch Faktoren wie lokale kulturelle Normen und Lebenserwartung berücksichtigt werden.
  Ältere Flüchtlinge gehören bei Naturkatastrophen und Kriegen zu jenen, die besonders gefährdet sind. Schon die Strapazen einer Flucht bergen für ältere Flüchtlinge viele zusätzliche Herausforderungen. Viele leiden auch unter chronischen Krankheiten, die in einer Fluchtsituation nicht behandelt werden können, weil es an Geld fehlt oder die Medikamente nicht vorhanden sind.

1.3 Fluchtursachen im Überblick

Die Ursachen dafür, dass Menschen wandern, sind vielfältige, doch ist ihnen allen gemeinsam, dass sie auf eine Verbesserung der Lebenssituation abzielen: weniger Armut, mehr Bildung, höherer Lebensstandard, Schutz vor Verfolgung. Gründe für Wanderungen lassen sich nach *Push- und Pull-Faktoren* einteilen. Wanderungsmotive, die unter dem Sammelbegriff Push-Faktor (»wegdrückender« Faktor) zusammengefasst werden können, haben die unbefriedigend empfundene Situation in der Heimat als Grundlage. Im Konkreten kann dies heißen (medico international 2017):

- Krieg (in fast jedem siebten Land der Erde herrscht Krieg)
- Verfolgung (in mindestens drei von fünf Ländern werden Menschen gefoltert oder anderweitig misshandelt)
- Armut (62 Einzelpersonen besitzen so viel wie die ärmere Hälfte der Weltbevölkerung)
- Hunger
- Rohstoffhandel und Landraub (sämtliche der zehn ärmsten Länder sind reich an Rohstoffvorkommen)

- Umweltkatastrophen (2015 gab es 20 Millionen Klimaflüchtlinge; 2050 können es mehr als 200 Millionen sein)
- Globalisierung (mehr Mobilität wird erwartet)

Grundlage für *Wanderungsmotive*, die unter dem Sammelbegriff Pull-Faktor (anziehender Faktor) zusammengefasst werden können, ist, dass fremde Regionen ein Bild von Sicherheit und Wohlstand vermitteln und für das Verlassen der Heimat werben. Im Konkreten kann dies heißen:

- Arbeitskräftebedarf und damit
- finanzielle Möglichkeiten
- Familienzusammenführung
- stabilere politische Verhältnisse/Demokratie

Symptomverschiebung

»Ein kleiner Exkurs soll die komplexe Situation noch etwas verdeutlichen. Denn wir sind daran gewöhnt zu denken, dass Menschen aus Afrika wegwollen. Aber viele Jahrhunderte lang wurden Millionen von Menschen aus Afrika verschleppt und sie versuchten, zurück nach Afrika zu fliehen. In den fast 400 Jahren der atlantischen Sklaverei wurden etwa 40 Millionen AfrikanerInnen verschleppt und versklavt. Sierra Leone war nicht nur ein berüchtigter Ausfuhrhafen für Sklavenhändler. Verschleppte aus Sierra Leone wurden dafür bekannt, dass sie die Amistad, ein Sklavenschiff, kaperten und das Zurückbringen nach Afrika einforderten. (...) Befreite zurückgekehrte SklavInnen waren es auch, die die Stadt Freetown gegründet haben. Die Flucht auf den Booten über das Meer ist also durchaus eine ältere Geschichte, und immer stand im Hintergrund der Raub afrikanischer Ressourcen.

Was heißt es also, wenn heute darüber gesprochen wird, Fluchtursachen zu bekämpfen? Es geht nicht um die ungerechten Handels- und Wirtschaftsbeziehungen oder um die dominierende Produktionsweise. Alle Maßnahmen richten sich bestenfalls gegen die Symptome, meistens zielen sie auf die flüchtenden und migrierenden Menschen selbst ab. Diese werden etwa durch Aufrüstung und eine Vorverlagerung von Grenzen bekämpft, anstatt die eigentlichen Ursachen anzugehen. (…) Diese Art der Symptomverschiebung, Ausblendungen und Exterritorialisierung macht etwas mit den betroffenen Ländern, sie verschärft die Situation und erhöht damit auch die Zahl der Flüchtenden. Gleichzeitig fördert sie Rassismus und Ausgrenzungsprozesse innerhalb Europas, die diese Politik legitimieren« (medico international 2017).

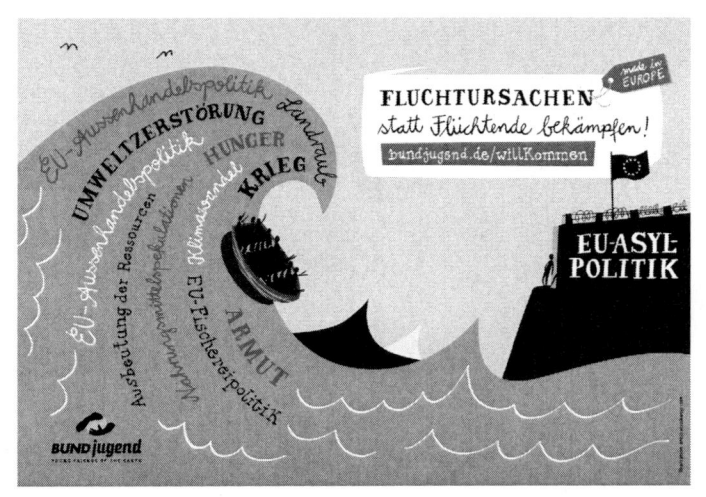

Abb. 2: Fluchtursachen bekämpfen, Quelle: BUNDjugend 2016

1.4 Flüchtlinge kommen zu Wort

Doaa aus Syrien

»Bevor der Bürgerkrieg in Syrien sie zur Flucht zwang, war die 19-jährige Doaa eine ehrgeizige Schülerin. Dann floh sie mit ihrer Familie nach Ägypten. Ohne Arbeitserlaubnis lebte sie dort am Rande der Gesellschaft. Trotzdem war Doaa hoffnungsvoll, sie war verliebt in Bassem, der um ihre Hand anhielt. Gemeinsam beschlossen sie Sicherheit in Europa zu suchen, um sich dort ein gemeinsames Leben aufzubauen. Bassem gab sein ganzes Erspartes, 5.000 Dollar, den Schmugglern, die sie auf ein überfülltes Fischerboot zwängten. Doch nach drei Tagen auf See glaubte sie nicht mehr an eine sichere Ankunft und sagte zu Bassem: ›Wir werden alle ertrinken‹. Am vierten Tag kam ein verrostetes Boot auf sie zu. Die Passagiere weigerten sich in das seeuntaugliche Boot zu wechseln, woraufhin die wütenden Schmuggler ein Loch in das Fischerboot rammten und lachten.

Innerhalb von Minuten kenterte und sank das Boot. Die 300 Menschen, die unter Deck gefangen waren, hatten keine Chance zu überleben.

›Ich hörte wie Menschen schrien und sah wie ein Kind vom Propeller in Stücke zerrissen wurde‹, erinnert sich Doaa. Um sie herum schwammen hunderte Leichen. Die Überlebenden kamen in Gruppen zusammen und beteten. Bassem fand ein Rettungsring für Doaa, die nicht schwimmen kann.

In der folgenden Nacht verloren viele Überlebende die Kräfte und den Mut. Doaa musste zugucken, wie Männer ihre Rettungswesten abnahmen und ertranken. Einer von ihnen übergab Doaa kurz vor seinem Tod seine 9 Monate alte Enkelin Melek.

Auch Bassem verließen kurz darauf die Kräfte und Doaa musste mit ansehen wie er starb. Trotz unvorstellbarer Trauer nahm sie an diesem Tag ein weiteres Kind auf. Die Mutter der 18 Monate alten Masa gab ihr das Mädchen mit der Gewissheit, dass sie selbst nicht überleben würde.

Doaa war nun für zwei völlig erschöpfte Kinder verantwortlich, sie weinten, hatten Hunger und Durst. Sie sang für die Mädchen und erzählte ihnen Geschichten, ein langer Tag verging, dann ein weiterer. Am vierten Tag im Meer sah Doaa ein Handelsschiff. Zwei Stunden schrie sie um Hilfe, bis die Suchscheinwerfer des Schiffes sie fanden. Melek starb noch an Bord des Schiffes. Doch die kleine Masa hat überlebt« (UNO-Flüchtlingshilfe 2018c).«

Joseph aus dem Sudan

Joseph floh als Jugendlicher nach Deutschland. Er erlebte den Krieg im Sudan als Kindersoldat und musste mit ansehen, wie sein Vater getötet wurde. Nun lebt er seit 11 Jahren hier. Sein erstes Jahr in Deutschland war für Joseph ein regelrechter Horror. Die Menschen hier erschienen ihm unnahbar, unwirklich fremd. Die traumatisierenden Erlebnisse seiner Vergangenheit im Sudan verfolgten ihn auch hier. Das Jugendamt vermittelte Joseph die Adresse des Psychosozialen Zentrums (PSZ) in Düsseldorf, wo er schließlich Hilfe bekam. Das PSZ ist eine Beratungs- und Therapieeinrichtung, die seit vielen Jahren von der UNO-Flüchtlingshilfe gefördert und unterstützt wird. Traumatisierte und psychisch belastete Flüchtlinge, die Opfer von Folter, Krieg und Gewalt wurden, finden hier Hilfe.

Nach den ersten schweren Jahren, fühlt sich Joseph heute in Deutschland zuhause. Er hat erfolgreich studiert und viele Freunde gewonnen. Der Weg dorthin war nicht leicht, ist ihm aber mit der Unterstützung durch das PSZ gelungen. Im Laufe der Zeit ist das PSZ für Joseph zu seiner Familie geworden.

»Die Therapeuten vom PSZ waren immer für mich da. Während der Schulzeit und des Studiums. (...) Die Leute vom PSZ haben sich wirklich für mich interessiert, sie haben mir Mut gemacht. Die gemeinsame Zeit und diese Unterstützung sind für mich unvergesslich und unbezahlbar«, fasst Joseph zusammen.

Und dann sagt er: »Ich bin jetzt in einer Lebensphase angekommen, in der ich alle meine Entscheidungen selbstständig treffe. Aber ohne das PSZ hätte ich das alles nicht geschafft. Erst durch deren Hilfe habe ich Anschluss an die deutsche Gesellschaft gefunden. Für mich war es sehr wichtig, wieder ein Gefühl der Sicherheit zu erlangen. Das war die Grundvoraussetzung, um aktiv am Leben hier teilnehmen zu können (UNO-Flüchtlingshilfe 2018d).

1.5 Asyl in Deutschland

Nur einer von zwei Millionen Flüchtlingen stellt einen Antrag auf Asyl. 2015 war Deutschland weltweit das Land mit der höchsten Zahl an Asylanträgen (medico international 2017).

Seit Mitte der 1990er-Jahre ging die Zahl der in Deutschland gestellten Asylanträge kontinuierlich zurück. Seit 2007/2008 steigen die Zahlen wieder. 2016 erreichte die Anzahl der Asylanträge einen Höchststand: Zwischen Januar und Dezember 2016 zählte das BAMF (Bundesamt für Migration und Flüchtlinge) 745.545 Erst- und Folgeanträge auf Asyl und damit mehr als im Vorjahr. 2015 hatten 476.649 Menschen in Deutschland Asyl beantragt. Zwischen Januar und Dezember 2017 nahm das Bundesamt insgesamt 222.683 Asylanträge entgegen. Im laufenden Jahr 2018 waren es 46.826 Anträge. Wichtig ist: Da zwischen der Ankunft der Asylsuchenden in Deutschland und dem Stellen des Asylantrags Wochen oder Monate vergehen können, entspricht die Zahl der gestellten Asylanträge nicht zwingend den tatsächlich in Deutschland ankommenden Asylsuchenden (bpb 2018).

Die Anzahl der monatlich gestellten Asylanträge lag höher als der Zugang von Asylsuchenden. Von Januar bis Dezember 2017 wurden 186.644 Asylsuchende in Deutschland registriert, im laufenden Jahr 2018 gab es bisher 39.884 Registrierungen. Die meisten von ihnen stammten aus Syrien, Irak und Nigeria, aber auch die Türkei und die Russische Föderation sind unter den zehn meistgenannten Herkunftsländern (vgl. bpb 2018).

Die Quote der positiv beschiedenen Asylanträge (Anerkennung als Flüchtling, subsidiärer Schutz, Abschiebeverbot; ▶ Kap. 2), die sogenannte Gesamtschutzquote für Flüchtlinge, liegt im laufenden Jahr 2019 bei 37,9 %. Im Jahr 2018 lag sie bei 35 % und 2017 noch bei 43,3 % (bpb 2019).

2016 wurden aus Deutschland 25.375 Menschen abgeschoben, die meisten davon in ihre Herkunftsländer. Im Jahr 2017 waren es 23.966 Menschen. Die Abgeschobenen stammen vor allem aus den Balkanstaaten Albanien, Kosovo, Serbien und Mazedonien. 2017 wurden aber auch Menschen aus Syrien und Afghanistan aus Deutschland abgeschoben bzw. in andere EU-Staaten nach der so-

genannten Dublin-Verordnung (▶ Kap. 2) überstellt (vgl. bpb 2018).
Fast zwei Drittel der Flüchtlinge, die 2016 einen Asylantrag gestellt haben, waren männlich.

Tabelle 3: Asylbewerber 2016, Quelle: Geldermann 2017

Alter	Anzahl
bis 11 Jahre	166.559
11–18 Jahre	94.827
18–25 Jahre	169.853
25–35 Jahre	171.009
35–45 Jahre	73.690
45–55 Jahre	30.689
55–65 Jahre	11.601
über 65 Jahre	4.142

Junge Flüchtlinge

- Der *Bundesfachverband unbegleitete minderjährige Flüchtlinge* (BumF) hat eine Online-Umfrage unter Fachkräften der Kinder- und Jugendhilfe zur Situation unbegleiteter minderjähriger Flüchtlinge durchgeführt. Ein Großteil der Jugendlichen ist demnach durch das Erleben von Gewalt und Missbrauch im Herkunftsland sowie während der Flucht belastet. Laut 57,7 % der Befragten berichten die Jugendlichen oft bzw. immer von Gewalt- und Missbrauchserfahrungen. Jugendämter, Träger und zuständige Ministerien müssen sich darauf einstellen, dass der Anteil (schwer) traumatisierter Minderjähriger weiter ansteigt, da die Fluchtrouten gefährlicher geworden sind. Die Gesamtzahl junger Flüchtlin-

ge in jugendhilferechtlicher Zuständigkeit ist im Jahr 2017 um ca. 9.000 Personen auf 54.962 junge Menschen gesunken (Stand: 8.12.2017). 44 % von ihnen sind junge Volljährige (BumF 2018, S. 1).
- Unbegleitete minderjährige Flüchtlinge werden zukünftig schneller in Asylverfahren gedrängt, anstelle endlich eine qualifizierte Rechtsberatung für diese besonders schutzbedürftige Gruppe einzuführen (vgl. Bündnis 90/Die Grünen 2017).

Zahlen, Daten und Fakten zur Situation von Geflüchteten weltweit und zu Asylfragen ändern sich in relativ kurzen Abständen. Aus diesem Grund wird empfohlen, aktualisierte Informationen einzusehen bei den folgenden Organisationen/Einrichtungen:

- UNO-Flüchtlingshilfe
  Homepage: https://www.uno-fluechtlingshilfe.de/
- Bundesamt für Migration und Flüchtlinge
  Homepage: http://www.bamf.de/DE/Startseite/startseite-node.html
- Pro Asyl
  Homepage: https://www.medico.de/
- Bundesweite Arbeitsgemeinschaft Psychosozialer Zentren für Flüchtlinge
  Homepage: http://www.baff-zentren.org/
- UNHCR Deutschland
  Homepage: https://www.unhcr.org/dach/de/
- Bundeszentrale für politische Bildung
  Homepage: https://www.bpb.de/

1.6 Positionsbestimmung

Erfolge bzw. Misserfolge in der Arbeit mit Flüchtlingen sind auch abhängig von den Grundüberzeugungen der im Gesundheitswesen Beschäftigten; diese wirken sich – ob man nun will oder nicht – auf den persönlichen Einsatz, auf Interpretationen von Zusammenhängen und vor allem auf den Kontakt/die Kommunikation mit dem Schutz suchenden Gegenüber aus. Besonders traumatisierte Flüchtlinge zeigen eine sehr hohe Sensibilität in Bezug auf die Frage, ob es jemand »ernst meint«. Daher folgt an dieser Stelle eine kurze Übung zur Positionsbestimmung. Zwar gilt zum Beispiel im Pflegeberuf das Gebot der uneingeschränkten Hilfeleistung. Angesichts der globalen und damit auch über das Schicksal unserer Erde vielleicht entscheidenden Dimension des Phänomens Flucht bleibt es jedoch nicht aus, dass die jeweilige Sicht (bewusst oder unbewusst) auch die Haltung beeinflusst. Lesende sollen die nachfolgenden Aussagen – deren Verfasser zur Ermöglichung einer unvoreingenommenen Bewertung erst am Ende des Buches genannt wird – in Ruhe studieren und sich fragen, ob sie sich diesen vollends anschließen; bei persönlichen Einwänden sollen sie sich fragen, was sie aus welchen Gründen anders sehen:

- »Menschenrechte gelten nicht nur für deutsche Staatsangehörige. Unser Land bleibt deshalb verpflichtet, anderswo auf der Welt Verfolgten Schutz zu gewähren. Zwar hat das Bundesverfassungsgericht in seinem Urteil zum Asyl-Kompromiss 1996 das Recht des Gesetzgebers festgestellt, das Asylrecht seinem Umfang und seiner konkreten Geltung nach zu regeln. Dies sollte jedoch kein Anlass zu einer möglichst eng gefassten und zu Lasten Schutzsuchender gehenden Interpretation sein.
- Die menschenrechtliche Qualität unseres Gemeinwesens wird wesentlich durch den Umgang mit den Schwächsten bestimmt. Dieser Grundsatz muss auch bei der Ausgestaltung der Lebensbedingungen von Flüchtlingen beachtet werden. Wenn die gesetzlichen und administrativen Vorschriften mehr darauf abzielen, Asylbewerber abzuschrecken als ihnen tragfähige Lebensumstän-

de zu schaffen, wird der Staat seinen humanitären Verpflichtungen nicht gerecht.
- Um des gedeihlichen und friedlichen Zusammenlebens von lange Ansässigen und Zugewanderten willen hat der Staat die Verpflichtung, die Rahmenbedingungen für gesellschaftliche Kohäsion und Integration zu schaffen. Diese Integration, die wir in Deutschland lange vernachlässigt haben, kann nur gelingen, wenn sie als wechselseitiger Prozess verstanden und angelegt wird. Sie muss fehlschlagen, wenn Zugewanderten (und sei es auch nur uneingestandener Maßen) erlaubt wird, Parallelgesellschaften aufzubauen, in denen die Wertebasis des Grundgesetzes (z. B. die gleichen Rechte für Mann und Frau) nicht geachtet wird. Integration wird aber auch dann missglücken, wenn die Migranten genötigt werden, sich mit Haut und Haar der alt eingesessenen Bevölkerung anzuverwandeln.
- Jeder Staat, der andere Menschen aufnimmt, hat das Recht und sogar die Pflicht, das Gemeinwohl der hier lebenden Menschen sicherzustellen. Er muss daher dafür sorgen, dass die Migrationsdynamik bestehende soziale, kulturelle und wirtschaftliche Strukturen nicht überfordert. Es gibt daher – außer im Falle des Asyls – kein Recht auf Einwanderung. Diese Feststellung impliziert indes keine Legitimation für eine grundsätzlich migrationsfeindliche Politik. Eine solche würde in einer globalisierten Welt nicht nur eigentümlich provinziell wirken. Sie stünde zu Recht auch unter dem Verdacht des fremdenfeindlichen oder rassistischen Vorurteils.
- Wir sollten weder die Migration noch gar die Migranten bekämpfen, wohl aber Ursachen, die Menschen zwingen oder doch mindestens drängen, ihre Heimat zu verlassen. Der derzeitige Weltzustand ist so beschaffen, dass er ständig neu ganze Heerscharen von Wanderern produziert.
- Bestimmte Einwanderermilieus zeigen (…) ein profundes Misstrauen gegenüber allem, was ihnen als Gefährdung ihrer Identität und tradierter Moralvorstellungen erscheint. Dass viele muslimische Frauen und Mädchen medizinische Einrichtungen und Beratungsstellen nur mit ihren Ehemännern bzw. Vätern besuchen dürfen, spiegelt ja nur das sehr viel weitergreifende Phäno-

men der Distanz vieler Zugewanderter zu den Mechanismen und Mentalitäten unserer Versorgungs- und Dienstleistungseinrichtungen«.

2 Rechtliche Rahmenbedingungen

Kaum jemand, der oder die in unterschiedlichsten Kontexten mit Geflüchteten arbeitet, wird noch nicht berechtigt darüber geklagt haben, wie kompliziert und verwirrend die juristische Ausgangslage sich darstellt. Zum Teil ergeben sich sogar Widersprüche, wenn man die verschiedenen Rechtsquellen gegenüberstellt. Mit der Unklarheit des Rechtsstatus geht andererseits für Geflüchtete sehr hoher emotionaler Stress einher. Daher ist es angebracht und auch notwendig, zumindest die bedeutendsten »Säulen« der internationalen, europäischen und deutschen rechtlichen Regelungen zu skizzieren. Aktuell gilt:

> »Politik, Gesetzgebung, inzwischen auch Rechtsprechung und behördliche Praxis haben auf diese Entwicklungen [die ab 2015 einsetzende Diskussion über die Aufnahme von Geflüchteten, d. V.] reagiert. Dies überwiegend in Form von Veränderungen, die es Flüchtlingen nicht unbedingt erleichtern, im Aufnahmeland Deutschland Fuß zu fassen. Dies entspricht einem gesellschaftlichen Klima, in dem neben dem nach wie vor großen Bemühen, Flüchtlingen zu helfen, öffentliche Rufe nach mehr Reglementierung bei der Einreise und Konsequenz bei der Durchsetzung von rückkehrorientierten Maßnahmen zunehmend auf Resonanz stoßen« (Deutsches Rotes Kreuz/Informationsverbund Asyl und Migration e. V. 2016, S. 4).

2.1 Grundlagen

Bedeutende Grundlagen für das nationale Asylrecht ergeben sich zum Teil unmittelbar aus dem Völkerrecht und dem europäischen Recht. Dieses Recht wird stets auch durch die aktuelle nationale und europäische Rechtsprechung geprägt und definiert und somit weiterentwickelt. Bei der Beratung von Schutzsuchenden ist es deshalb von hoher Bedeutung, auch diese Rechtsquellen zu kennen, ganz besonders dann, wenn es sich um internationale Rechtsgrundlagen handelt, die von Deutschland in nationale Gesetze umgesetzt werden müssen. »Dabei kommt es nicht selten zu einer verspäteten oder fehlerhaften Umsetzung. In solchen Fällen ist es unter bestimmten Bedingungen möglich, dass sich die Betroffenen direkt auf die internationalen Bestimmungen berufen können. Derartige Defizite müssen daher erkannt und in der Praxis aufgezeigt werden« (Eichler 2016, S. 8).

2.1.1 Völkerrecht

Zu den unveräußerlichen Menschenrechten gehört auch das Recht auf Asyl. In Art. 14 der AEMR (die allgemeine Erklärung der Menschenrechte) heißt es:

»Jeder hat das Recht, in anderen Ländern vor Verfolgung Asyl zu suchen und zu genießen« (humanrights.ch 2019).

»Das Problem dieser Formulierung besteht jedoch darin, dass den Schutzsuchenden damit lediglich das Recht zugesprochen wird, das Herkunftsland zu verlassen und in einem anderen Staat Schutz vor Verfolgung zu suchen. Es fehlt aber an einer Verpflichtung der Staaten, die Aufnahme verfolgter Personen zu gewähren. Wie erwähnt entfalten die Artikel der AEMR außerdem für sich genommen keine völkerrechtliche Wirkung. Entsprechend bleibt auch das in Art. 14 AEMR verankerte Recht auf Asyl als solches unverbindlich« (Eichler 2016, S. 8).

2.1.2 Genfer Flüchtlingskonvention

Völkerrechtliche Verbindlichkeit erreichte der Schutz für Verfolgte drei Jahre nach Verkündung der Allgemeinen Erklärung der Menschenrechte. Am 28. Juli 1951 verabschiedeten die Vereinten Nationen in Genf mit Bezug auf die AEMR und den Grundsatz, dass alle Menschen ohne Unterschied die Menschenrechte und Grundfreiheiten genießen sollen, das internationale »Abkommen über die Rechtsstellung der Flüchtlinge« – kurz: Genfer Flüchtlingskonvention (GFK). Die GFK stellt heute noch den Kern des völkerrechtlichen Flüchtlingsschutzes dar. Geprägt von den Verfolgungen im Zweiten Weltkrieg definiert die GFK, wer ein Flüchtling ist und welche Rechte und Pflichten Flüchtlinge in den Aufnahmestaaten haben.

Im Gegensatz zu Art. 14 AEMR, bei dem die Verwirklichung des Rechts auf Asyl von dem jeweiligen Aufnahmeland abhängig ist, ergibt sich aus der GFK ein individueller Schutzanspruch für den einzelnen Flüchtling. Er besitzt nicht länger nur das Recht, den Verfolgerstaat zu verlassen, sondern er hat nun auch einen Anspruch auf Schutz und die damit verbundene Rechtsstellung in den jeweiligen Vertragsstaaten. Dieser individuelle Schutzanspruch ergibt sich aus dem sogenannten Non-Refoulement-Gebot des Art. 33 Abs. 1 GFK, das es den Vertragsstaaten untersagt, einen Flüchtling im Sinne der Konvention in einen Staat aus- oder zurückzuweisen, in dem sein Leben oder seine Freiheit aufgrund von Verfolgung in Gefahr wäre. Das Non-Refoulement-Gebot umfasst nicht nur den Schutz vor Zurückweisung oder Abschiebung in den Verfolgerstaat, sondern auch das Verbot, Schutzsuchende in einen Staat abzuschieben, in dem die Gefahr besteht, weitergeschoben und letztendlich auf Umwegen wieder in das Herkunftsland abgeschoben zu werden. Das Verbot der Zurückweisung schützt so nicht nur anerkannte Flüchtlinge, sondern auch Asylsuchende.

> »Die klaren Regelungen, insbesondere der individuelle Schutzanspruch sowie die Verankerung sozialer und asylrechtlicher Standards im Umgang mit Asylsuchenden und anerkannten Flüchtlingen, machen die Genfer Flüchtlingskonvention zu einem Meilenstein des internationalen Flüchtlingsschutzes nach 1945. Noch heute stellt der Flüchtlingsbegriff der GFK die Grundlage für den Flüchtlingsschutz in den einzelnen Vertragsstaaten dar« (Eichler 2016, S. 11).

2.1.3 Europäisches Recht

Europäische Rechtsnormen haben im Zuge des Vergemeinschaftungsprozesses der Europäischen Union (EU) in den letzten Jahrzehnten zunehmend an Bedeutung für das nationale Flüchtlingsrecht gewonnen. Eine besondere Rolle spielen dabei das Gemeinsame Europäische Asylsystem (GEAS) sowie die Europäische Menschenrechtskonvention (EMRK). Das sogenannte Gemeinsame Europäische Asylsystem (GEAS), das 2013 verabschiedet wurde, ist das Produkt eines langjährigen politischen Prozesses mit dem Bestreben, eine gemeinsame europäische Asyl- und Migrationspolitik zu schaffen. »Zu den bedeutendsten [Maßnahmen/d. V.] in Bezug auf die Vergemeinschaftung der europäischen Flüchtlings- und Einwanderungspolitik gehören die *Londoner Beschlüsse* vom 1. Dezember 1992. Diese enthielten unter anderem die sogenannte *Drittstaatenregelung*, eine Regelung zu sicheren Herkunftsländern (…) sowie Bestimmungen zu zahlreichen Sonderverfahren, die ein beschleunigtes Asylverfahren ermöglichen. Zeitgleich wurden zahlreiche Rückübernahmeabkommen mit Anrainer-, Transit- und Herkunftsstaaten abgeschlossen und eine gemeinsame Visaliste für Drittstaatsangehörige eingeführt. Als mit Inkrafttreten des *Schengener Abkommens* am 26. März 1995 schließlich die Binnengrenzen der Schengen-Staaten aufgehoben wurden, gab es zwar noch kein einheitliches Asylrecht, aber es hatte sich in Europa bereits eine koordinierte Politik der Zuwanderungskontrolle etabliert« (Eichler 2016, S. 11 f.).

Erst mit dem *Vertrag von Amsterdam* im Jahr 1997 verabredeten die Mitgliedstaaten der Europäischen Union eine gemeinsame Politik in den Bereichen des Asyl- und Migrationsrechts. Mit der Unterzeichnung des Vertrages im Mai 1999 verpflichteten sich die Mitgliedstaaten, Mindeststandards im Bereich der Flüchtlings- und Einwanderungspolitik zu beschließen. Die inhaltliche Ausgestaltung der mit dem Amsterdamer Vertrag geschaffenen rechtlichen Rahmenbedingungen erfolgte bei einem Sondergipfel im finnischen Tampere im Oktober 1999. Neben der Fortführung von Maßnahmen zur Steuerung und Begrenzung der Zuwanderung enthält das Programm von Tampere auch ein klares Bekenntnis zum Recht auf Asyl und zur Genfer Flüchtlingskonvention.

Im November 2004 wurde das *Haager Programm* verabschiedet. Es beinhaltete insgesamt zehn vorrangige Ziele, die bis 2010 verwirklicht werden sollten. Dazu gehörten u. a. die Einführung eines gemeinsamen europäischen Asylsystems sowie eines integrierten Grenzschutzsystems für die EU-Außengrenzen. Während die Umsetzung des erstgenannten Ziels noch fast zehn weitere Jahre dauern sollte, wurde das integrierte Grenzschutzsystem umgehend auf den Weg gebracht. Bereits am 26. Oktober 2004 wurde die Verordnung zur Errichtung einer europäischen Agentur für die operative Zusammenarbeit an den Außengrenzen der EU erlassen. Dies ist die Geburtsstunde der europäischen Grenzschutzagentur *FRONTEX*, die im Mai 2005 ihre Arbeit aufnahm.

Das europäische Asylzuständigkeits-System besteht im Wesentlichen aus der *DublinVerordnung, der Dublin-Durchführungsverordnung und der EURODAC-Verordnung* (für den Abgleich von Fingerabdruckdaten zum Zwecke der effektiven Anwendung der Verordnung). Anhand festgelegter Kriterien ist geregelt, welcher Mitgliedstaat für die Prüfung eines im Hoheitsgebiet der Dublin-Staaten gestellten Asylantrages zuständig ist. Zuständig ist danach der Staat, der – stark vereinfacht – die Einreise des Schutzsuchenden in das Dublin-Gebiet verursacht hat. Das Grundprinzip dieser Zuständigkeitsregelung beruht darauf, dass jede schutzsuchende Person nur Anspruch auf einen Asylantrag und der damit einhergehenden Prüfung des Schutzgesuches innerhalb des Hoheitsgebietes hat. Auf diese Weise sollten Mehrfachanträge und Weiterwanderungen verhindert werden. Dies sollte zum einen zu mehr Solidarität unter den Mitgliedstaaten führen und zum anderen gewährleisten, dass jede schutzsuchende Person zumindest ein faires Asylverfahren erhält. »Zu den Geburtsfehlern des Zuständigkeits-Systems gehört jedoch, dass diese Zuständigkeitsregelung auf der Fiktion basiert, dass die Schutz- und Verfahrensstandards sowie die Aufnahmebedingungen für Asylsuchende und Flüchtlinge in sämtlichen Mitgliedstaaten vergleichbar sind. Betrachtet man den Vergemeinschaftungsprozess, wird jedoch deutlich, dass die einheitlichen Minimalstandards erst viel später eingeführt wurden und auch heute noch deutliche Unterschiede zwischen den Mitgliedstaaten bestehen« (Eichler 2016, S. 13).

Neben den genannten EU-Verordnungen und Richtlinien spielen auch die Verträge der Europäischen Union eine zentrale Rolle bei der Achtung und dem Schutz der Menschenrechte innerhalb der EU. Sowohl die *EU-Grundrechtecharta* als auch der Vertrag über die Arbeitsweise der Europäischen Union (AEUV) bekräftigen das Recht auf Asyl und dessen Gewährleistung nach Maßgabe der GFK sowie das völkerrechtliche Zurückweisungsverbot. Beide Verträge sind seit Inkrafttreten des *Lissabonner Vertrags* am 1. Dezember 2009 sowohl für die ausführenden Organe der Europäischen Union als auch für die einzelnen Mitgliedstaaten rechtsverbindlich. Zudem besteht ein enger Zusammenhang zwischen dem EU-Recht und der Europäischen Menschenrechtskonvention (EMRK). »Auch wenn die EU als eigenständiges Rechtsorgan bislang noch nicht der EMRK beigetreten ist, sind die einzelnen Mitgliedstaaten als Vertragsstaaten der EMRK an die Wahrung der darin garantierten Menschenrechte gebunden. Über die Einhaltung der aus der EMRK resultierenden Verpflichtungen der einzelnen Vertragsstaaten wacht der *Europäische Gerichtshof für Menschenrechte (EGMR)* in Straßburg. Die EMRK stellt neben der GFK eine zentrale völkerrechtliche Grundlage für das deutsche Asylverfahren dar. Sowohl bei der Prüfung und Berücksichtigung von Menschenrechtsverletzungen bei der Zuerkennung des internationalen Schutzes als auch bei der Gewährung von nationalen Abschiebungsverboten nach § 60 Abs. 5 und 7 AufenthG stellt die EMRK einen bedeutenden Bezugspunkt dar« (a. a. O., S. 16).

2.1.4 Nationales Recht

In der nationalen Gesetzgebung ist das Recht auf Asyl lange Zeit vor allem als Asyl für »politisch Verfolgte« definiert worden. Dieses Recht wurde bereits 1949 im Grundgesetz verankert und hat damit Verfassungsrang. »Seit einer einschneidenden Änderung des Grundgesetzes im Jahr 1993 (sogenannter *Asylkompromiss*) und infolge weiterer Entwicklungen […] ist das Grundrecht auf Asyl aber in den letzten zwei Jahrzehnten praktisch bedeutungslos geworden. Die Frage, wer in Deutschland Asyl (im Sinne von internationalem Schutz) beanspruchen kann und wer nicht, wird mittlerweile vor allem durch die o. g. internationalen und europäischen Rechtsquellen – bzw. deren Umsetzung im deutschen Recht und in der Rechtsanwendung – beantwortet« (a. a. O., S. 17).

Für die Beratungspraxis sind insbesondere Kenntnisse von zwei nationalen Gesetzen unentbehrlich:

- Das *Aufenthaltsgesetz* (AufenthG), welches grundsätzlich auf alle Drittstaatsangehörigen in Deutschland Anwendung findet.
- Das *Asylgesetz* (AsylG), welches die Grundlage für die Asylverfahren in Deutschland liefert und – als sogenanntes Spezialgesetz – für die Dauer des Asylverfahrens dem Aufenthaltsgesetz vorgeht. Es beinhaltet sowohl die materiellrechtlichen Voraussetzungen, unter denen ein Schutzstatus gewährt wird, als auch allgemeine Verfahrensregelungen zum Ablauf des Asylverfahrens. Es findet auf alle Menschen Anwendung, die in Deutschland um Asyl nachsuchen. Zugleich stellt es die wichtigste Rechtsgrundlage für die Arbeit des *Bundesamts für Migration und Flüchtlinge* (BAMF) dar, der Behörde, die in Deutschland für die Durchführung des Asylverfahrens zuständig ist.

2.2 Ablauf des Asylverfahrens im Überblick

Derzeit stellt sich ein Asylverfahren in folgenden Stufen (Bundesamt für Migration und Flüchtlinge/BAMF 2019a) dar:

Für alle in Deutschland ankommenden Asylsuchenden gilt: Sie müssen sich unmittelbar bei oder nach ihrer Ankunft bei einer staatlichen Stelle melden. Dies kann schon an der Grenze oder später im Inland geschehen. Wer sich bereits bei der Einreise als asylsuchend meldet, wendet sich an die Grenzbehörde. Sie leitet Asylsuchende dann an die nächstgelegene Erstaufnahmeeinrichtung weiter. Wer sein Asylgesuch erst im Inland äußert, kann sich hierzu bei einer Sicherheitsbehörde (zum Beispiel der Polizei), einer

Ausländerbehörde, bei einer Aufnahmeeinrichtung oder direkt bei einem Ankunftszentrum oder Anker-Einrichtung melden. Erst dann kann ein Asylverfahren beginnen.

Ankunft und Registrierung

Alle Personen, die sich in der Bundesrepublik Deutschland als asylsuchend melden, werden registriert. Hierbei werden persönliche Daten aufgenommen. Alle Antragstellenden werden fotografiert; von Personen ab dem 14. Lebensjahr werden zusätzlich Fingerabdrücke abgenommen.

Die aufgenommenen Daten werden zentral im sogenannten Ausländerzentralregister gespeichert. Zugriff auf diese Daten haben später alle öffentlichen Stellen in dem Umfang, den sie für ihre jeweiligen Aufgabenbereiche benötigen.

Im ersten Schritt werden die neu aufgenommenen Daten mit bereits vorhandenen Daten des Ausländerzentralregisters sowie den Daten des Bundeskriminalamtes abgeglichen. Unter anderem wird überprüft, ob es sich um einen Erstantrag, einen Folgeantrag oder möglicherweise einen Mehrfachantrag handelt. Mit Hilfe eines europaweiten Systems (Eurodac) wird außerdem ermittelt, ob ein anderer europäischer Staat für die Durchführung des Asylverfahrens zuständig sein könnte.

Als Nachweis über die Registrierung erhalten Asylsuchende einen Ankunftsnachweis in der für sie zuständigen Aufnahmeeinrichtung oder dem Ankunftszentrum. Der Ankunftsnachweis weist als erstes offizielles Dokument die Berechtigung zum Aufenthalt in Deutschland nach. Und, ebenso wichtig: Er berechtigt dazu, staatliche Leistungen zu beziehen, wie etwa Unterbringung, medizinische Versorgung und Verpflegung.

Erstverteilung und Unterbringung

Zunächst werden alle Asylsuchenden in den nächstgelegenen Aufnahmeeinrichtungen des jeweiligen Bundeslandes aufgenommen. Eine solche Einrichtung kann für die vorübergehende oder auch für die längerfristige Unterbringung zuständig sein.

Die Zuweisung in eine bestimmte Aufnahmeeinrichtung entscheidet sich danach, in welcher Außenstelle des Bundesamtes das jeweilige Herkunftsland der Asylsuchenden bearbeitet wird: Asylsuchende können bis zu sechs Monate lang oder bis zur Entscheidung ihres Antrags in Aufnahmeeinrichtungen untergebracht werden. Unter bestimmten Umständen, beispielsweise zur Familienzusammenführung, können sie innerhalb dieser Zeit aber auch einer anderen Einrichtung zugewiesen werden.

> **EASY – Das Quotensystem für eine gerechte Verteilung**
>
> Das Quotensystem EASY (Erstverteilung von Asylbegehrenden) richtet sich nach dem sogenannten Königsteiner Schlüssel. Die Verteilungsquote wird jährlich ermittelt und legt fest, welchen Anteil der Asylsuchenden jedes Bundesland aufnimmt. So soll eine angemessene und gerechte Verteilung auf die Bundesländer sichergestellt werden.
> Die aktuellen Verteilungsquoten sind im Internet unter www.bamf.de zu finden.

Zuständige Aufnahmeeinrichtung

Die zuständige Aufnahmeeinrichtung ist für die Versorgung und Unterkunft der Asylsuchenden verantwortlich. Während ihres Aufenthalts erhalten sie existenzsichernde Sachleistungen und einen monatlichen Geldbetrag zur Deckung der persönlichen Bedürfnisse im Alltag. Art und Höhe der Leistungen sind durch das sogenannte Asylbewerberleistungsgesetz geregelt. Zu ihnen zählen: Grundleistungen für Ernährung, Unterkunft, Heizung, Kleidung, Gesundheits- und Körperpflege, Gebrauchs- und Verbrauchsgüter im Haushalt, Leistungen zur Deckung persönlicher Bedürfnisse, Leistungen bei Krankheit, Schwangerschaft und Geburt sowie individuelle Leistungen, die vom Einzelfall abhängen.

Asylbewerberleistungen werden auch in der Anschlussunterbringung (wie etwa einer Gemeinschaftsunterkunft oder auch einer privaten Wohnung) erbracht. Nähere Auskünfte erteilt die zuständige Ausländerbehörde.

Persönliche Antragstellung

In einer Außenstelle des Bundesamtes (in einem Ankunftszentrum oder einer Anker-Einrichtung) findet die persönliche Antragstellung statt. Zu diesem Termin steht eine Dolmetscherin oder ein Dolmetscher zur Verfügung. Die Antragstellenden werden über ihre Rechte und Pflichten innerhalb des Asylverfahrens aufgeklärt – außerdem erhalten sie alle wichtigen Informationen auch schriftlich in ihrer Muttersprache.

Falls nicht zu einem früheren Zeitpunkt schon geschehen, werden bei der Antragstellung die persönlichen Daten erfasst. Asylantragstellende sind verpflichtet, ihre Identität nachzuweisen, sofern ihnen dies möglich ist. Neben dem Nationalpass sind hierfür auch andere Personaldokumente, wie zum Beispiel Geburtsurkunden und Führerscheine, aussagekräftig. Dabei werden Originaldokumente vom Bundesamt mittels physikalisch-technischer Urkundenuntersuchungen (PTU) überprüft.

Die Antragstellung erfolgt in der Regel persönlich. Nur in bestimmten Ausnahmefällen kann sie schriftlich erfolgen, zum Beispiel wenn die betreffende Person sich in einem Krankenhaus befindet oder minderjährig ist.

Residenzpflicht

Nach Stellung ihres Asylantrags erhalten Antragstellende eine Bescheinigung über die Aufenthaltsgestattung. Diese weist sie gegenüber staatlichen Stellen als Asylantragstellende aus und belegt, dass sie sich rechtmäßig in Deutschland aufhalten. Die Aufenthaltsgestattung ist räumlich auf den Bezirk beschränkt (Residenzpflicht), in dem sich die zuständige Aufnahmeeinrichtung befindet.

Personen mit geringer Bleibeperspektive sind verpflichtet, bis zur Entscheidung in den Aufnahmeeinrichtungen zu wohnen. Wird ihr Asylantrag als »offensichtlich unbegründet« oder »unzulässig« abgelehnt, gilt diese Wohnverpflichtung bis zu ihrer Ausreise. Während dieser Zeit dürfen sie nicht arbeiten und das in ihrer Aufenthaltsgestattung genannte Gebiet nur dann vorübergehend verlassen, wenn sie dafür eine Erlaubnis vom Bundesamt erhalten.

Auch Personen mit guter Bleibeperspektive dürfen sich zunächst nur in dem in ihrer Aufenthaltsgestattung genannten Gebiet aufhalten. Und auch sie benötigen eine Erlaubnis, wenn sie dieses Gebiet vorübergehend verlassen möchten. Die Residenzpflicht entfällt für sie nach drei Monaten. Der Aufenthaltsbereich wird dann auf das Bundesgebiet ausgeweitet.

Prüfung des Dublin-Verfahrens

Das Dublin-Verfahren dient der Zuständigkeitsbestimmung zur Durchführung des Asylverfahrens in einem EU-Mitgliedstaat. Die Dublin III-Verordnung legt Kriterien und Verfahren fest, die bei der Bestimmung des Mitgliedstaates, der für die Prüfung des gestellten Antrags auf internationalen Schutz zuständig ist, zur Anwendung gelangen. Sie findet Anwendung in allen 28 EU-Mitgliedstaaten sowie Norwegen, Island, Liechtenstein und der Schweiz. Das Dublin-Verfahren bezweckt, dass jeder Asylantrag, der auf dem Hoheitsgebiet der Mitgliedstaaten gestellt wird, materiell-rechtlich nur durch einen Staat geprüft wird.

Ablauf des Dublin-Verfahrens im Bundesamt

Nach erfolgter Antragstellung in der zuständigen Außenstelle des Bundesamtes findet das persönliche Gespräch statt, dessen Inhalt zur Bestimmung des zuständigen Mitgliedstaates und zur Prüfung von Abschiebungshindernissen im Dublin-Verfahren vom Bundesamt herangezogen wird. In diesem Gespräch wird die antragstellende Person über das Verfahren informiert und zu den Gründen befragt, die gegen eine Überstellung in einen anderen Mitgliedstaat sprechen könnten.

Liegen Anhaltspunkte für die Zuständigkeit eines anderen Mitgliedstaates vor, wird die Akte zur Einleitung des Dublin-Verfahrens an das jeweils örtlich zuständige Dublinzentrum des Bundesamtes abgegeben. Ergibt die Prüfung durch das Dublinzentrum, dass ein anderer Mitgliedstaat für die Bearbeitung des Asylantrages zu ständig sein könnte, wird ein sogenanntes Übernahmeersuchen an den betreffenden Mitgliedstaat gerichtet. Stimmt der Mitgliedstaat dem Übernahmeersuchen zu, stellt das Bundesamt die Unzulässigkeit des Asylantrages in Deutschland fest und ordnet die Abschiebung in den zuständigen Mitgliedstaat an.

Die betroffene Person kann gegen diese Entscheidung Klage erheben und einen Antrag auf Anordnung der aufschiebenden Wirkung bei dem zuständigen Verwaltungsgericht stellen. Vor einer gerichtlichen Entscheidung über den Antrag auf Anordnung der aufschiebenden Wirkung ist eine Überstellung in den Mitgliedstaat nicht zulässig.

Die Überstellung hat innerhalb von sechs Monaten ab Zustimmung des Mitgliedstaates zu erfolgen. Befindet sich die betroffene Person in Haft, beträgt die Überstellungsfrist 12 Monate. Ist die betroffene Person flüchtig, beträgt die Überstellungsfrist 18 Monate. Wird ein Antrag auf Anordnung der aufschiebenden Wirkung gestellt, ist die Überstellungsfrist bis zur Entscheidung über diesen Antrag unterbrochen.

Der konkrete Vollzug der Überstellung obliegt den Ausländerbehörden und der Bundespolizei. Das umfasst auch die Festlegung eines Termins für die Überstellung.

Persönliche Anhörung

Die persönliche Anhörung ist für die Antragstellenden der wichtigste Termin innerhalb ihres Asylverfahrens. Deswegen bieten Hilfsorganisationen oder Wohlfahrtsverbände zur Vorbereitung auf das Gespräch eine Beratung an. Seit August 2018 werden in den Anker-Einrichtungen (…) auch Gruppeninformationen und Einzelberatungen zum Asylverfahren durch das Bundesamt durchgeführt.

Für die Durchführung der Anhörung sind die sogenannten Entscheiderinnen und Entscheider des Bundesamtes zuständig. Sie laden die Antragstellenden zu diesem Termin, bei dem auch eine Dolmetscherin oder ein Dolmetscher anwesend ist.

Diesen Termin müssen die Antragstellenden unbedingt wahrnehmen oder rechtzeitig mitteilen, warum ihnen das Erscheinen nicht möglich ist. Wenn nicht, kann ihr Asylantrag abgelehnt oder das Verfahren eingestellt werden.

Die Anhörungen sind nicht öffentlich. Es können aber eine Rechtsanwältin oder ein Rechtsanwalt sowie eine Vertreterin oder ein Vertreter des Hohen Flüchtlingskommissars der Vereinten Nationen (UNHCR) und bei unbegleiteten Minderjährigen ihr Vormund teilnehmen. Die Teilnahme einer weiteren Vertrauensperson als Beistand ist grundsätzlich möglich. Diese Person muss sich ausweisen können und darf selbst nicht im Asylverfahren sein.

Das Ziel der Anhörungen ist es, die individuellen Fluchtgründe zu erfahren, tiefere Erkenntnisse zu erhalten sowie gegebenenfalls Widersprüche aufzuklären. Dabei sind die Entscheiderinnen und Entscheider mit den Verhältnissen in den Herkunftsstaaten der Antragstellenden vertraut.

Während der Anhörung erhalten die Antragstellenden ausreichend Zeit, um ihre jeweiligen Fluchtgründe zu schildern. Sie stellen ihren Lebenslauf und ihre Lebensumstände dar, schildern den Reiseweg und ihr eigenes Verfolgungsschicksal. Außerdem äußern sie ihre Einschätzung der Umstände, die sie bei einer Rückkehr in ihr Herkunftsland erwarten. Bei alldem sind sie verpflichtet, wahrheitsgemäße Angaben zu machen und Beweismittel vorzulegen, sofern sie diese beschaffen können. Das können Fotos sein, Schriftstücke von der Polizei oder anderen Behörden, gegebenenfalls auch ärztliche Atteste. Die Schilderungen werden übersetzt und protokolliert und im Anschluss an die Anhörung für die Antragstellenden rückübersetzt Sie bekommen so Gelegenheit, das Gesagte zu ergänzen oder zu korrigieren. Schließlich wird ihnen das Protokoll zur Genehmigung durch die Unterschrift vorgelegt.

Entscheidung des Bundesamtes

Auf Basis der persönlichen Anhörung und der eingehenden Überprüfung von Dokumenten und Beweismitteln entscheidet das Bundesamt über den Asylantrag. Dabei ist das Einzelschicksal maßgeblich. Die Entscheidung wird schriftlich begründet und den Antragstellenden oder Verfahrensbevollmächtigten sowie den zuständigen Ausländerbehörden zugestellt.

Entscheidungsmöglichkeiten

Bei jedem Asylantrag prüft das Bundesamt auf Grundlage des Asylgesetzes, ob eine der vier Schutzformen – Asylberechtigung, Flüchtlingsschutz, subsidiärer Schutz oder ein Abschiebungsverbot – vorliegt. Nur wenn keine dieser Schutzformen in Frage kommt, wird der Asylantrag abgelehnt (BAMF 2019, S. 8 ff.).

> **Die vier Schutzformen im Überblick**
>
> 1. **Asylberechtigung**
>   Asylberechtigt und demnach politisch verfolgt ist eine Person, die aufgrund ihrer Rasse, Nationalität, politischen Überzeugung, religiösen Grundentscheidungen oder Zugehörigkeit zu einer bestimmten sozialen Gruppe im Falle der Rückkehr in ihr Herkunftsland einer schwerwiegenden Menschenrechtsverletzung ausgesetzt sein wird.
> 2. **Flüchtlingsschutz**
>   Der Flüchtlingsschutz ist umfangreicher als die Asylberechtigung und greift auch bei der Verfolgung durch nichtstaatliche Akteure ein. Auf Basis der Genfer Flüchtlingskonvention gelten Menschen als Flüchtlinge, die sich aus begründeter Furcht vor Verfolgung von staatlichen oder nichtstaatlichen Akteuren aufgrund ihrer Rasse, Religion, Nationalität, politischen Überzeugung oder Zugehörigkeit zu einer bestimmten sozialen Gruppe außerhalb des Herkunftslands, dessen Staatsangehörigkeit sie besitzen, oder als Staatenlose außerhalb des Landes ihres gewöhnlichen Aufenthalts befinden. Diese Kriterien gelten auch, wenn sie den Schutz ihres Herkunftslands nicht in Anspruch nehmen können oder aufgrund einer begründeten Furcht nicht in Anspruch nehmen wollen.
> 3. **Subsidiärer Schutz**
>   Subsidiär schutzberechtigt sind Menschen, die stichhaltige Gründe dafür vorbringen, dass ihnen in ihrem Herkunftsland ein ernsthafter Schaden droht und sie den Schutz ihres Herkunftslands nicht in Anspruch nehmen können oder we-

> gen der Bedrohung nicht in Anspruch nehmen wollen. Ein ernsthafter Schaden kann sowohl von staatlichen als auch von nichtstaatlichen Akteuren ausgehen.
>
> Als ernsthafter Schaden gilt: die Verhängung oder Vollstreckung der Todesstrafe, Folter, unmenschliche oder erniedrigende Behandlung oder Bestrafung, eine ernsthafte individuelle Bedrohung des Lebens oder der Unversehrtheit einer Zivilperson infolge willkürlicher Gewalt im Rahmen eines internationalen oder innerstaatlichen bewaffneten Konflikts.
>
> **4. Nationales Abschiebeverbot**
> Ein schutzsuchender Mensch darf nicht rückgeführt werden, wenn die Rückführung in den Zielstaat eine Verletzung der Europäischen Konvention zum Schutz der Menschenrechte und Grundfreiheiten (EMRK) darstellt oder wenn dort eine erhebliche konkrete Gefahr für Leib, Leben oder Freiheit besteht.
>
> Erhebliche konkrete Gefahr aus gesundheitlichen Gründen liegt dann vor, wenn lebensbedrohliche oder schwerwiegende Erkrankungen sich durch eine Rückführung wesentlich verschlimmern würden. Dabei wird nicht vorausgesetzt, dass die medizinische Versorgung im Zielstaat mit der in der Bundesrepublik Deutschland gleichwertig ist. Eine ausreichende medizinische Versorgung liegt in der Regel auch dann vor, wenn diese nur in einem Teil des Zielstaats gewährleistet ist.
>
> Wird ein nationales Abschiebungsverbot festgestellt, darf keine Rückführung in den Staat erfolgen, für den dieses Abschiebungsverbot gilt. Den Betroffenen wird von der Ausländerbehörde eine Aufenthaltserlaubnis erteilt.
>
> Ein Abschiebungsverbot kommt jedoch nicht in Betracht, wenn den Betroffenen die Ausreise in einen anderen Staat möglich und zumutbar ist oder sie ihren Mitwirkungspflichten nicht nachgekommen sind (BAMF 2019, S. 21 ff.)

In den vergangenen Jahren wurden besonders Aspekte des *Familienasyls* und des *Familiennachzugs* kontrovers diskutiert (vgl. Der Paritätische 2018; BAMF 2019, S. 26 f.). Hier ist es sinnvoll, auf die

Kompetenz lokaler und überregionaler Initiativen zu verweisen und auch eine rechtliche Beratung einzubeziehen.

Einen ablehnenden Bescheid erhalten Antragstellende, wenn keine der vier Schutzformen greifen; damit ist dann auch die Abschiebeandrohung verbunden. Hier gibt es die *einfache Ablehnung*, bei der die Ausreisefrist von 30 Tagen festgelegt wird, bei der Ablehnung der Kategorie *offensichtlich unbegründet* wird die Ausreisefrist auf eine Woche festgelegt. Gegen die Entscheidung des Bundesamtes können die Betroffenen klagen. Vom Gericht erfolgt dann die Überprüfung der Entscheidung des Bundesamtes. Gelangt dieses zu der Entscheidung, dass die Anforderungen an eine Schutzgewährung doch erfüllt sind, hebt es den Bescheid auf. Eine zwangsweise Ausreise wird veranlasst, wenn die betreffende Person ihrer Ausreisepflicht nicht nachkommt, wobei die jeweilige Ausländerbehörde zuständig ist. Für den Fall, dass eine Rückführung nicht möglich ist, kann die Ausländerbehörde eine *Duldung* oder eine *Aufenthaltserlaubnis* aussprechen (vgl. BAMF 2019, S. 29 f.).

Duldung

Unter einer Duldung ist nach dem deutschen Ausländerrecht eine *vorübergehende Aussetzung der Abschiebung* ausreisepflichtiger Ausländer zu verstehen. Sie bezieht sich auf jene Personen, die verpflichtet sind, das Bundesgebiet zu verlassen, dies allerdings aus *tatsächlichen, rechtlichen, dringenden humanitären oder persönlichen Gründen* nicht können (bpb 2016).

Aufenthaltserlaubnis

Ausländischen Staatsangehörigen kann für eine bestimmte Zeit die Genehmigung erteilt werden, sich in Deutschland aufzuhalten. Nach geltendem Gesetz kann sie entweder verlängert oder in eine unbestimmte Niederlassungserlaubnis umgewandelt werden (vgl. BAMF 2019b).

Menschenrecht auf Familienzusammenführung einhalten!
»In einem Appell richten sich über 50 niedersächsische Initiativen und Vereine der Flüchtlingsunterstützung an die Verantwortlichen in CDU/CSU und SPD, die aktuell über eine Regierungsbildung in Berlin verhandeln. Sie fordern eine Gewährleistung des Rechts auf Familiennachzug für alle Flüchtlinge mit subsidiärem Schutz. Die Einigungen in den Sondierungsgesprächen sehen – neben zahlreichen weiteren unmenschlichen Verschärfungen in der Asyl- und Flüchtlingspolitik – die weitere Aussetzung des Familiennachzugs zu subsidiär Schutzberechtigten vor. ›Die fortgesetzte Verhinderung des Familiennachzugs zu Schutzberechtigten ist unmenschlich. Der Schutz der Familie ist ein elementares Grundrecht, das auch für Geflüchtete gilt‹, erklärt dazu Karim Alwasiti, Referent für Fragen des Familiennachzugs beim Flüchtlingsrat Niedersachsen. Die Verhinderung des Familiennachzugs für subsidiär Geschützte ist familienfeindlich. Diese Politik verstößt gegen internationale Abkommen wie die Europäische Menschenrechtskonvention (EMRK) und die UN-Kinderrechtskonvention und muss sofort und bedingungslos beendet werden« (Niedersächsischer Flüchtlingsrat 2018).

2.3 Das Asylbewerberleistungsgesetz (AsylbLG)

Das Asylbewerberleistungsgesetz ist ein Sondersozialsystem, nach dem der Lebensunterhalt für bestimmte Gruppen ausländischer Staatsangehöriger gedeckt werden soll. Es ist ursprünglich 1993 eingeführt worden, um die Sozialhilfeleistungen für bestimmte Gruppen absenken und in Form von Sachleistungen erbringen zu können. Zuständig ist das Sozialamt. Leistungen zur Arbeitsmarktintegration müssen zusätzlich durch eine Arbeitslos-/Arbeitsuchend-Meldung bei der Arbeitsagentur beantragt werden. Am 18. Juli 2012 hat das Bundesverfassungsgericht die Höhe der Grundleistungen nach § 3 AsylbLG für verfassungswidrig erklärt (1 BvL 10/10 und 1 BvL 2/11), da diese evident unzureichend seien, ein verfassungsrechtlich geschütztes menschenwürdiges Existenzminimum zu gewährleisten. Dies steht deutschen und ausländischen Staatsangehörigen, die sich in der Bundesrepublik Deutschland aufhalten, gleichermaßen zu. Im März 2015 hat der Gesetzgeber das AsylbLG grundlegend reformiert, um die Vorgaben des Bundesverfassungsgerichts umzusetzen. Seitdem sind jedoch in mehreren Änderungen bereits wieder weitreichende Einschränkungen beschlossen worden, die in vielen Fällen dem höchstrichterlichen Urteil offensichtlich widersprechen (GGUA 2016).

Flüchtlinge sollen nach dem Willen des Gesetzgebers nur eine medizinische Notversorgung nach §§ 4 und 6 AsylblG erhalten. In der Praxis führen diese Bestimmungen zu großen Problemen – angefangen beim umständlichen Erhalt von Krankenscheinen bis hin zur Verweigerung von offenkundig notwendiger Behandlung.

Besonders problematisch ist, dass das AsylbLG nach wie vor dazu führt, dass sich AsylbLG-Empfänger in der Regel vor einem Arztbesuch beim Sozialamt einen Krankenschein abholen müssen, da AsylbLG-Empfänger nur in wenigen Bundesländern eine Gesundheitskarte erhalten. Das führt dazu, dass sich immer wieder medizinische Laien die Entscheidung anmaßen, ob ein behandlungswürdiger »Notfall« vorliegt oder nicht. Immer wieder kommt es dazu, dass in Unterkünften Flüchtlingen verweigert wird, einen Notarzt zu rufen – in manchen Fällen mit gravierenden oder gar tödlichen Folgen (Pro Asyl 2017a).

2.4 Kritik an der Flüchtlingspolitik

Die europäische und damit auch deutsche Flüchtlingspolitik gab und gibt Verbänden und Initiativen immer wieder Anlass zu deutlicher Kritik. In dem Grundsatzpapier »Flüchtlingsrechte sind Menschenrechte« stellt »Pro Asyl« (2017b, S. 4) ernüchtert fest:

> »Nach einer kurzen Periode der Aufnahmebereitschaft im Sommer 2015 verfolgt die Bundesregierung seit Herbst 2015 das Ziel, Flüchtlinge möglichst von Deutschland und Europa fernzuhalten. Diese Politik des Fern-

haltens wird an den südlichen Rändern, aber immer weiter auch vor den Toren Europas, zunehmend skrupelloser umgesetzt. Menschen- und Flüchtlingsrechte werden zunehmend zur Disposition gestellt, Außen- und Entwicklungspolitik dem Primat der Flüchtlingsabwehr unterworfen. Mit den anderen EU-Staaten bereitet die deutsche Regierung den Ausstieg eines Kontinents aus dem internationalen Flüchtlingsschutz vor. Die europäische Flüchtlingsabwehrpolitik wird ergänzt durch eine Politik der Abschreckung im Innern. Verschärfte Praktiken und gesetzliche Neuregelungen wie die Verhinderung des Familiennachzugs oder dauerhafte Lagerunterbringung greifen tief in das Leben von Flüchtlingen ein. Dies alles ist nicht nur für die Betroffenen verheerend, langfristig zerstört diese Politik den Gedanken eines Europas der Menschenrechte und der Solidarität. (...)
Die EU-Staaten, mit ihren insgesamt 510 Millionen Einwohnern, sind 2015 nicht wegen 1,2 Millionen Schutzsuchender in die so genannte ›Flüchtlingskrise‹ geraten – sondern aufgrund der Fliehkräfte immer weiter um sich greifender nationalistischer Tendenzen. In Europa gibt es keine Flüchtlingskrise, sondern vielmehr eine Krise des Flüchtlingsschutzes. Europäische Flüchtlingspolitik ist gekennzeichnet durch das tägliche Sterben im Mittelmeer, völkerrechtswidrige Zurückweisungen von Schutzsuchenden an europäischen Land- und Seegrenzen, Deals mit autoritären Regierungen wie der Türkei (März 2016), zerfallenen Staaten wie Libyen (seit Februar 2017) oder Bürgerkriegsländern wie Afghanistan (Oktober 2016). Transit- und Herkunftsländer werden immer stärker und vor allem effizienter in die Fluchtverhinderung weit vor Europas Grenzen eingebunden. Diese Kooperationen haben mit der gerne zitierten ›Fluchtursachenbekämpfung‹ nichts zu tun. Seit Oktober 2015 versucht Deutschland – das phasenweise willigste Land bei der Flüchtlingsaufnahme – zusammen mit anderen Staaten der EU maßgeblich den Zugang für Schutzsuchende nach Europa rigide zu versperren. (...)
18 Jahre nach dem Beginn der Verhandlungen zu einem gemeinsamen europäischen Asylrecht steht die EU vor einem Scherbenhaufen. Zur Erinnerung: Erst im Sommer 2013 wurde das neue europäische Asylsystem beschlossen und gefeiert. Der damalige Bundesinnenminister Friedrich sprach vom ›weltweit modernsten Flüchtlingsrecht mit hohen Standards‹. Im April 2016 stellte die EU-Kommission lapidar fest: ›Unser gegenwärtiges Konzept ist nicht zukunftsfähig‹. Der Club der EU-Mitgliedsstaaten ist nicht in der Lage bzw. willens, die bereits beschlossen EU-Richtlinien anzuwenden. Die EU-Kommission als Hüterin der Verträge hat es lange Zeit sträflich vernachlässigt, konsequent Vertragsverletzungen einzuleiten.«

»Pro Asyl« forderte daher (2017, S. 7):

- Die Bundesregierung muss sich stark machen für das individuelle Asylrecht in Europa. Der ungehinderte Zugang für Schutzsuchende zu einem fairen, regulären Asylverfahren in der EU ist zu gewährleisten.
- Asylsuchende, die an der Grenze eines EU-Staates Asyl beantragen, sind vor Zurückweisung durch Genfer Flüchtlingskonvention (Art. 33 Abs.1) und die Europäische Menschenrechtskonvention (Art. 3) geschützt. Völkerrechtsbrüche müssen konsequent geahndet werden.
- Das Zurückweisungsverbot (Refoulement-Verbot) ist strikt zu beachten. Dieses verbietet Maßnahmen auf hoher See oder in Territorialgewässern von Drittstaaten, die dazu führen, dass Schutzsuchende in die Folter oder erniedrigende Behandlung zurückgeschickt werden.
- Der Flüchtlingsschutz darf nicht an Drittstaaten außerhalb der EU ausgelagert werden. Dies erfordert eine Beendigung der Kooperationen mit autoritären Regimen.
- Es müssen legale und sichere Wege geschaffen werden, so dass Schutzsuchende ohne Einsatz ihres Lebens Zugang nach Europa finden.
- Die EU-Mitgliedstaaten müssen endlich ein gemeinsames europäisches Schutzsystem schaffen, in dem die Interessen der Schutzsuchenden, rechtskonforme Asylverfahren, menschenwürdige Aufnahme und innereuropäische Solidarität im Mittelpunkt stehen.
- Solidarität und Humanität gebieten die Übernahme von Schutzsuchenden aus Ländern an der EU-Außengrenze und die Beendigung von Zwangsüberstellungen im Rahmen des Dublin-Verfahrens.

»Der Geschäftsführer der Menschenrechts- und Hilfsorganisation ›medico‹, Thomas Gebauer, hat die europäische Flüchtlingspolitik scharf kritisiert. Das Engagement Europas konzentriere sich nicht darauf, Flucht zu verhindern und deren Ursachen zu bekämpfen. ›Ziel ist ganz offenbar, die Grenzen klassischer Transitländer wie Niger oder Mali, aber auch Äthiopiens so zu sichern und aufzurüsten, dass niemand mehr nach Libyen durchkommt‹, sagte Gebauer im ›E&W‹-Interview.

›Die Menschen sollen das Mittelmeer erst gar nicht erreichen.‹ Diese vorverlagerte Außengrenze werde etwa an der Grenze zwischen Sudan und Äthiopien durch bewaffnete Grenzschützer abgesichert, rekrutiert aus den Reihen ehemaliger Djandjawid-Milizen, die im Darfur-Krieg zahlreiche Menschenrechtsverletzungen und Massaker begingen. ›Skandalös ist, dass für solche Grenzschutzprogramme auch Mittel aus dem Europäischen Entwicklungsfonds ausgegeben werden.‹
Gebauer monierte weiter: ›Die globale Krise, die mit der Ankunft der Flüchtlinge in Europa auch hierzulande sichtbar wurde, soll wieder unsichtbar gemacht werden. Das lässt sich politisch als Erfolg verkaufen.‹ Die Bundesregierung könne so stolz verkünden, sie habe es geschafft, die Zahl der Flüchtlinge zu senken. Um die Freizügigkeit in Europa zu verteidigen, dränge die EU heute darauf, diese innerhalb Afrikas einzuschränken. Die Grenzen im westafrikanischen Raum, in dem lange bevor das in Europa der Fall war Freizügigkeit herrschte, seien immer schwieriger zu überwinden. ›Dabei ist die Möglichkeit, sich frei zu bewegen, in Westafrika überlebenswichtig – etwa um mit den Auswirkungen ausbleibender Niederschläge zurechtzukommen, sind die Menschen regelmäßig in die Nachbarländer ausgewichen.‹
Der Bundesregierung warf Gebauer vor, eine Politik zu betreiben, die letztlich die Situation in den Herkunftsländern verschärfe. ›Wir wissen, dass allein in Afrika jährlich 18 Millionen Arbeitsplätze geschaffen werden müssten, damit junge Menschen, die auf die Arbeitsmärkte drängen, eine Chance haben. Wie aber soll das gelingen, wenn die Freihandelsabkommen, die Europa und Deutschland den Ländern Afrikas aufzwingt, einseitig den Norden privilegieren?‹ Letztlich seien es handfeste Wirtschaftsinteressen, die in der deutschen Politik zum Ausdruck kämen. ›Deutschland hat beim Zugang zu den afrikanischen Märkten im Vergleich zu China, Frankreich und den USA eingebüßt. Nun missbraucht es den öffentlichen Diskurs über Fluchtursachen, um deutsche Wirtschaftsinteressen in Afrika wieder verstärkt zur Geltung zu bringen‹« (GEW 2019).

In besondere Notlagen kamen und kommen Geflüchtete, die unter einer posttraumatischen Belastungsstörung leiden. Die Bundesregierung verschärfte die Regeln, die Abschiebungen aus medizinischen Gründen verhindern können. Es gelten nur noch »lebensbedrohliche oder schwerwiegende Erkrankungen, die sich durch die Abschiebung wesentlich verschlechtern würden«, als Abschiebungshindernis. Eine posttraumatische Belastungsstörung, unter der viele Flüchtlinge leiden, zählt nur unter starken Einschränkungen dazu.

Betroffene müssen von sich aus auf Krankheiten hinweisen und sie »unverzüglich« durch eine »qualifizierte ärztliche Bescheinigung« belegen (Eisenreich 2018, o. S.). Für besondere Unruhe sorgten in den letzten Monaten Abschiebungen von abgelehnten Asylsuchenden und Flüchtlingen im Krankenhaus/in der Psychiatrie (Diakonie Rheinland Pfalz 2017).

In der Erstanhörung des Bundesamtes für Migration und Flüchtlinge (BAMF) werden Asylbewerber dazu aufgefordert, die Gründe ihrer Flucht anzugeben. Es gilt als erwiesen, dass psychisch traumatisierte Asylbewerber aus störungsspezifischen Gründen hierbei nicht oder unzureichend über ihr Verfolgungsschicksal berichten können. Dies erschwert die Voraussetzungen für einen positiven Ausgang des Verfahrens zusätzlich. Erfreulicherweise gab und gibt es anhaltende Dialoge zwischen den Akteuren und Beteiligten, die graduelle Verbesserungen zum Ergebnis hatten/haben.

> **Rechtliche Situation Traumatisierter und kranker Geflüchteter**
>
> Ganz wesentlich ist es, vor Ergreifen einer Initiative die Situation zu prüfen. Die »Bundesweite Arbeitsgemeinschaft Psychosozialer Zentren für Flüchtlinge und Folteropfer« informiert auf ihrer Homepage stets aktuell.
>
> Weitere Informationen sind zu finden unter: http://www.baff-zentren.org/veroeffentlichungen-der-baff/rechtliches/

3 Umgang mit Fremdheitserfahrungen

Das Fremde bezeichnet etwas, das als abweichend von Vertrautem wahrgenommen wird, das heißt aus Sicht dessen, der diesen Begriff verwendet, als etwas (vermeintlich) Andersartiges oder weit Entferntes.

In der Zusammenarbeit mit Geflüchteten gehören Fremdheitserfahrungen verschiedenster Art zum Alltag. Geflüchtete wurden und werden mitunter als der »Inbegriff des Fremden« wahrgenommen bzw. beschrieben (vgl. Bauman 2016). Eine ausbleibende Auseinandersetzung kann jedoch weitreichende Folgen haben, da unsere Bilder vom »Fremden« sich unmittelbar auf die Beziehung zum Gegenüber auswirken, sie beeinflussen unsere Einschätzung, unsere Bereitschaft, unsere (verbale und nonverbale) Kommunikation und letztlich auch unsere Entscheidungen. »Eine *positive Grundeinstellung* ist jedoch Voraussetzung für gelingende Kommunikation« (IKUD 2011).

Daher ist die Frage, welchen Wirkfaktoren diese Grundeinstellung ausgesetzt ist, gerechtfertigt und auch notwendig. Der Begriff des »Fremden« bedarf einer genaueren Betrachtung.

3.1 Fremdheit ist kein objektiver Tatbestand

Bereits zu Beginn der 90er-Jahre bezog Ortfried Schäffter (1991, S. 1) diesbezüglich eindeutig Stellung: »In der gegenwärtigen globalen Risikolage, in die sich die gesamte Menschheit hinein bewegt, kann man sich solch blinden Ethnozentrismus jedoch immer weniger leisten. Vielfachen Gefährdungen ausgesetzt, erweist sich das ›Raumschiff Erde‹ als gar nicht mehr so unermesslich weiträumig und reich an Ressourcen, wie dies zu Beginn der menschlichen Expansion in die Wildnis einer äußeren Natur noch erschien. Als Mitbewohner einer zunehmend entfremdeten und auch begrenzteren Welt müssen wir uns mit der Tatsache auseinandersetzen, dass sich unser Globus in seinen Kontinenten, Regionen und Lebensbereichen zu einem immer engeren Netz gegenseitiger Abhängigkeiten verknüpft. (…) Fremdheit stellt sich uns daher immer seltener als eine ausschließlich räumlich erfahrbare Spannung dar. Sie erscheint vielmehr als eine konfliktträchtige Zeitgenossenschaft …«

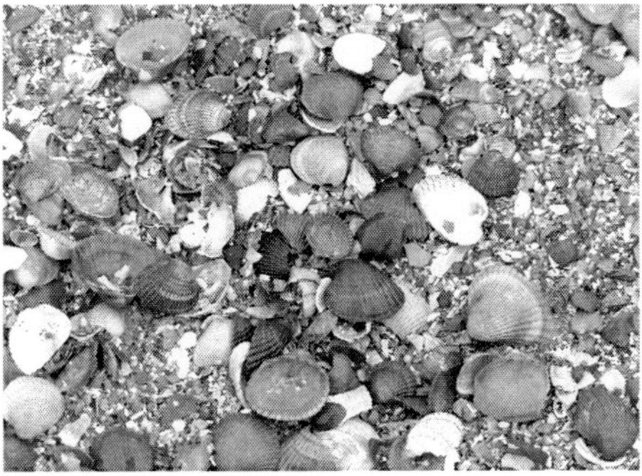

Abb. 3: Vielfalt, Foto: Thomas Hax-Schoppenhorst

Fremdheit gilt in seiner Sicht nicht als ein objektiver Tatbestand, »sondern als eine die eigene Identität herausfordernde Erfahrung«, als »Indiz und lebhafter Ausdruck dafür, dass nun neuartige und für das bisherige Selbstverständnis ‚befremdliche' Beziehungen erschlossen werden konnten. Erst wenn Grenzen zu Kontaktflächen werden, wird Fremdheit zu bedeutsamer Erfahrung. So lässt sich festhalten, dass nur dann, wenn wir uns nähergekommen sind, die Fremdheit des anderen überhaupt erst in Erscheinung tritt. Fremdheit ist daher keine Eigenschaft von Dingen oder Personen, sondern ein Beziehungsmodus, in dem wir externen Phänomenen begegnen. Fremdheit ist ein relationaler Begriff, dessen Bedeutung sich nur dann voll erschließt, wenn man seine eigenen Anteile in diesem Beziehungsverhältnis mit zu berücksichtigen vermag« (ebd., S. 2).

> **Nicht etwas ist fremd, sondern etwas ist mir fremd!**
>
> Von Fremden nimmt man also zunächst nur ein *Bild* wahr, das sich zusammensetzt aus zahlreichen *Vorannahmen* und Eindrücken aus den *Phantasien* über die fremde Kultur. Deshalb verweist jede Auseinandersetzung mit Fremden unausweichlich zurück auf die eigene Kultur.
>
> Will man das Fremde verstehen, muss man zuallererst sich selbst, die eigene Kultur und die eigene historische und soziale Situation verstehen und begreifen. Gerade dies macht aber die Auseinandersetzung mit Fremden so schwierig, weil die Wahrnehmung des Fremden eng verflochten ist mit der eigenen Geschichte (Losche 2000).

Schäffter beschreibt u. a. »das Fremde als das Unheimliche« (S.4), das seine Bedeutung aus dem Gegensatz zur Geborgenheit des Vertrauten zieht. Dem gegenüber stellt er »das Fremde als das noch Unbekannte« (S. 4) dar, das sich auf Möglichkeiten des Kennenlernens und des sich gegenseitig Vertrautmachens von Erfahrungsbereichen, die prinzipiell erreichbar sind, bezieht.

In diesem Spannungsfeld bewegt sich aktuell die Begegnung mit Geflüchteten. Daher ist es sinnvoll und auch erforderlich zu skizzieren, welche Faktoren dazu beitragen, dass »das Unheimliche« die öffentliche Wahrnehmung und Diskussion dominiert bzw. sogar verfälscht.

3.2 Umgeleiteter Zorn

Auf die Ursachen der Angst vor dem Fremden befragt, nahm der polnische Soziologe Zygmunt Bauman in einem Interview dezidiert Stellung (SPIEGEL ONLINE 2016):

»Man muss sich die Lage des Flüchtlings, oder besser gesagt: seine Zwickmühle, vergegenwärtigen. Er verliert, weil er vor Not oder Gewalt flieht, seine Heimat, ohne eine neue zu gewinnen, denn er ist kein Auswanderer. Flüchtlinge hängen in einem luftleeren Raum, sie sind eigentlich weder Sesshafte noch Nomaden. Sie eignen sich hervorragend für die Stigmatisierung, für die Rolle der Strohpuppe, die man stellvertretend für die globalen Kräfte des Unheils verbrennt. (…)
Der Flüchtling ist, wie Bertolt Brecht in seinem Gedicht ›Die Landschaft des Exils‹ schrieb, ein Bote des Unglücks. Er bringt die schlechten Nachrichten, die Konflikte und Stürme aus der Ferne vor unsere Haustür. Er führt uns vor Augen, dass es globale, nicht leicht vorzustellende Kräfte gibt, die weit draußen wirken, aber mächtig genug sind, auch unser Leben zu beeinträchtigen. (…)
Den Flüchtling trifft ein umgeleiteter Zorn. Der Sündenbock erleichtert das beunruhigende und demütigende Gefühl unserer Hilflosigkeit und existenziellen Unsicherheit, dem wir alle in der flüssigen Moderne ausgesetzt sind. Das ist die Chance der politischen Stimmenfänger, Kapital zu schlagen aus den Ängsten, die der Zustrom der Fremden auslöst. Die aufgestaute Angst vor dem Unbekannten sucht nach Ventilen. Das Versprechen, die unerwünschten Ausländer draußen zu halten, ist eine Art Exorzismus – das Furcht einflößende Gespenst der Ungewissheit soll ausgetrieben werden.«

Zu Beginn ist alles fremd

Versetzen Sie sich in die Zeit, in der Sie neu in ein Team kamen. Nichts und niemand war Ihnen zu dem Zeitpunkt vertraut. Ihre ersten Kontakte fielen dementsprechend unsicher und zögerlich aus. Nur nach und nach gewannen Sie Boden unter den Füßen und fühlten sich irgendwann angenommen und damit sicher. Wenn Sie einmal darüber nachdenken, welche Bilder Sie in der ersten Zeit von Kollegin X oder Kollege Y hatten, werden Sie sicherlich feststellen, dass Sie manch negatives,

> vorschnelles Urteil korrigieren mussten. Wenn dies bei Menschen Ihres Kulturkreises möglich war, warum sollte es nicht auch in der Begegnung mit »dem Fremden« so sein?

3.3 Faktencheck

Die öffentliche Diskussion war und ist von zum Teil heftigen Kontroversen geprägt. Nicht selten sind es falsch oder verzerrt dargelegte Sachverhalte, die unter Umständen auch Eingang finden in unsere Sicht des »Fremden«. Nachfolgend werden einige immer wieder zu vernehmende Behauptungen mit den nachweisbaren Fakten kurz kommentiert (UNO-Flüchtlingshilfe 2018e).

Europa nimmt die meisten Flüchtlinge auf

Ende 2017 waren weltweit 68,5 Millionen Menschen auf der Flucht. Die meisten von ihnen blieben dabei jedoch in ihren Heimatländern oder wurden von Entwicklungsländern aufgenommen, die selbst mit politischen und wirtschaftlichen Problemen zu kämpfen haben. Bis Ende 2017 hat Europa zwar 2,6 Millionen Schutzsuchende aufgenommen – allein in der Türkei sind es aber fast vier Millionen.

Wir können in Deutschland nicht alle aufnehmen

Das tun wir auch nicht! Bis Ende 2017 hat Deutschland knapp eine Million Flüchtlinge aufgenommen. Pro Kopf sind das wesentlich weniger Menschen, als andere Länder schützen, denen es wirtschaftlich und politisch viel schlechter geht. Während sich die weltweite Lage weiter zuspitzt und die Mehrheit der Geflohenen in ihrer Heimatregion verbleibt, ist die Zahl der neu ankommenden Flüchtlinge hierzulande deutlich zurückgegangen.

Das sind doch alle Asyltouristen und Wirtschaftsflüchtlinge

Die Gründe, die Menschen zur Flucht bewegen, wiegen schwer. Das zeigt allein der Blick auf die Herkunftsländer, aus denen derzeit die meisten Asylsuchenden kommen: Syrien, Irak, Afghanistan, Eritrea und Iran. Diese Staatsangehörigkeiten machten im Jahr 2017 ca. 54 % aller in Deutschland gestellten Asylanträge aus. In den meisten dieser Länder toben bewaffnete Konflikte, in manchen sorgen autoritäre Regime für Gewalt und Verfolgung.

Flüchtlinge kommen, um vom deutschen Sozialstaat zu profitieren und bekommen mehr als Deutsche

Das Gegenteil ist eher der Fall: Asylsuchende erhalten weniger Geld vom Staat als bedürftige Deutsche. Der Hartz-IV-Regelsatz für Alleinstehende beträgt momentan 416 €. Alllleinstehende Asylsuchende bekommen höchstens 351 €. Es ist also höchst unwahrscheinlich, dass Menschen wegen solcher Geldbeträge auf der Flucht ihr Leben riskieren. Zusammengerechnet liegen die Leistungen nach dem Asylbewerberleistungsgesetz also unter den Hartz-IV-Sätzen. Hinzu kommen ein eingeschränkter Anspruch auf medizinische Versorgung und zahlreiche vom Gesetz vorgesehene Kürzungsmöglichkeiten.

Flüchtlinge kosten zu viel Geld

Es geht beim Flüchtlingsschutz nicht um eine Kosten-Nutzen-Frage. Die Ausgaben für Flüchtlinge machten 2018 ungefähr 6 % des Bundeshaushalts aus. Das ist viel, doch bei Fluchtursachenbekämpfung und Integration geht es schließlich um extrem dringliche Probleme, die auch Deutschland direkt betreffen. Darüber hinaus hat der deutsche Staat im ersten Halbjahr 2018 einen Haushaltsüberschuss von 48 Milliarden Euro erzielt. Das ist ein Rekord und zeigt: Deutschland kann sich diese Ausgaben durchaus leisten.

Flüchtlinge sind kriminell

Anerkannte Flüchtlinge und sonstige Asylberechtigte stellten 2017 lediglich 0,5 % aller Tatverdächtigen und waren damit sogar gesetzestreuer als Deutsche. Die Kriminalität ist 2017 außerdem gesunken, obwohl 187.000 neue Asylsuchende eingewandert sind. Geduldete und Menschen, die sich illegal in Deutschland aufhalten, werden oft zu Straftätern, weil sie unter der Unsicherheit und Perspektivlosigkeit leiden, die ihre Situation mit sich bringt.

Seenotrettung ist Schlepperei

Allein in der ersten Hälfte des Jahres 2018 sind im Mittelmehr mehr Menschen ertrunken als auf der »Titanic«. Ebenso wie der Flüchtlingsschutz ist Seenotrettung eine völkerrechtliche Verpflichtung. Da diese von den verantwortlichen Staaten momentan nicht ausreichend wahrgenommen wird, nehmen sich Nichtregierungsorganisationen (NROs) der bedeutenden Aufgabe an. Vorwürfe, Seenotrettungs-NROs würden mit Schleppern zusammenarbeiten, sind nicht haltbar und dienen nur negativer Propaganda.

Flüchtlinge erschleichen sich oft das Bleiberecht

Nur sehr wenige Flüchtlinge erhalten ihren Schutzstatus zu Unrecht in Deutschland: Von mehr als 43.000 abgeschlossenen Prüfverfahren endeten im ersten Halbjahr 2018 nur 307 (0,7 %) damit, dass das Bundesamt für Migration und Flüchtlinge (BAMF) den bereits zugestellten Schutzbescheid widerrief. 99,3 % der überprüften Migranten suchten demnach zu Recht Schutz in Deutschland (epd/ Dürener Nachrichten 2019).

> **Fokussiert auf Kriminalität**
>
> Nach einer Studie der Johannes Gutenberg-Universität in Mainz (Linke, 2019), die 4.726 Berichte zwischen dem 1. Mai 2015 und dem 31. Januar 2016 in drei führenden deutschen Tageszeitungen (»Bild«, »Frankfurter Allgemeine Zeitung« und »Süddeutsche Zeitung«) sowie drei reichweitenstarken Fernsehnachrichtensendungen (»ARD-Tagesschau«, »ZDF heute« und »RTL Aktuell«) auswertete, war Kriminalität in der Berichterstattung zunächst kein großes Thema. Das habe sich dann aber nach den zahlreichen Übergriffen auf Frauen zum Jahreswechsel 2015/2016 in Köln völlig gedreht; die Zahl der Berichte über Flüchtlingskriminalität schnellte in die Höhe – am Ende war sie sogar auf Kriminalität von Zuwanderern regelrecht fokussiert.

3.4 Sprache als Waffe

In der Politik und in der öffentlichen Meinungsbildung wurde schon immer mit Wortschöpfungen gearbeitet. Dies hat eine zum Teil erhebliche Umdeutung bzw. Verzerrung des Sachverhalts zur Folge. In der Diskussion zur »Flüchtlingsfrage« ist damit nicht selten der Effekt verbunden, dass eine weitere *Be-Fremdung* ins Spiel kommt. Viele im Alltag gebräuchliche Begriffe erweisen sich bei einer sachlichen Prüfung des Inhalts/Sachverhalts als tendenziös. Hierzu einige Beispiele (vgl. Kolhoff, 2018):

Asylbewerber/Asylant

Korrekt müsste von Kriegsflüchtlingen und Vertriebenen die Rede sein. »Asylbewerber/Asylanten« ist der Oberbegriff. Asyl im engeren Sinne des Grundgesetzes bezieht sich auf den Schutz vor politischer oder anderer persönlicher Verfolgung. Nur 3.259 von über 220.000 Antragstellern wurde im Jahr 2017 politisches Asyl zugesprochen. Das Gros der anderen positiven Entscheidungen entfiel auf Kriegsflüchtlinge/Vertriebene. Mit dem pauschalisierenden »Asylanten« lässt sich allerdings mehr »Stimmung« machen …

Asylmissbrauch oder Asylbetrug

Gemeint ist das Vorspielen gar nicht vorhandener Asylgründe. Das Wort »Betrug« erinnert aber eher an Wirtschaftskriminalität. Den betroffenen Menschen geht es aber meist nur darum, eine Chance zu bekommen.

Flucht in die Sozialsysteme

Armutsflüchtlinge, Kriegsflüchtlinge und Vertriebene wählen aus durchaus nachvollziehbaren Gründen und berechtigt das Land als Ziel aus, das ihnen die besten Überlebenschancen bietet. Schließlich haben sie nichts mehr! Jeder von uns würde so handeln. Ein Problem allerdings sind in der Tat jene, die von Sozialtransfers eines fremden Landes langfristig leben wollen und nicht in Erwägung ziehen zu arbeiten. Solche Menschen ziehen jedoch gezielt in reiche Länder und flüchten nicht dorthin. Folglich müsste es korrekt »Zuzug in die Sozialsysteme« heißen – und dieser erfolgt vielfach aus den Staaten der EU.

Asyltourismus

Der Begriff ist geradezu demagogisch, weil er Flucht mit einer Urlaubsreise vergleicht. Kaum jemand unter den Betroffenen hatte jemals die Chance, ein Tourist zu sein und wird sie vermutlich nie haben. Zudem sind die Rahmenbedingungen einer Flucht wohl kaum mit einer (beschaulichen) Reise vergleichbar.

Schutz der Außengrenzen

Dieser Begriff ist in der Tat sehr verharmlosend. Aufgrund der Entwicklungen in den zurückliegenden Jahren gilt es eher festzuhalten: Außengrenzenschutz meint das *Zurückdrängen* von Flüchtlingen an den See- und Landgrenzen, damit sie erst keinen Asylantrag stellen können. »Flüchtlingsabwehr« wäre in diesem Fall der deutlich klarere und auch ehrlichere Begriff.

Und auch den Begriff »Flüchtling« gilt es in einem kritischeren Licht zu betrachten:
Dieses Wort ist in aller Munde – und zwar zumeist im Plural.

> »Während darüber in der öffentlichen Debatte gestritten wird, was diese sogenannten Flüchtlinge nun alles brauchen, dürfen, müssen, sollten – oder eben auch nicht, erscheint die Gruppe von Menschen, die dieses Wort beschreiben will, erschreckenderweise immer homogener. Auch über die Macht der Sprache wird in diesem Kontext diskutiert: da das Wort Flüchtling durch seine Endsilbe passiv und unterlegen wirkt, bevorzugen es einige, von Geflüchteten zu sprechen, andere wollen durch ›Refugee‹ den Ort des Schutzes statt den Fluchthintergrund in den Vordergrund stellen. Noch viel tiefere und weitreichendere Machtstrukturen lassen sich auf einer höher gelagerten Ebene aufdecken: wer definiert eigentlich wie, welcher Mensch zum Flüchtling wird? (...) Der Migrationsforscher und Historiker Klaus J. Bade bezeichnet den Ausdruck als eine ›semantische Missgeburt‹, der durch seine Verwendung auch auf hochkarätiger politischer Ebene bis heute Zündstoff für rechtsextreme Äußerungen und Handlungen liefert« (Jöris 2015, o. S.).

4 Aspekte der seelischen Gesundheit von Geflüchteten

Geflüchtete leiden überdurchschnittlich oft unter psychischen Beschwerden. Das haben mehrere Untersuchungen gezeigt. Eine aktuelle Studie des Universitätsklinikums Erlangen kommt nun zum selben Ergebnis. Sie gibt Antworten, inwiefern bestimmte Faktoren die psychische Gesundheit beeinflussen – etwa die Länge des Aufenthalts und der Aufenthaltsstatus in Deutschland, die Lebensbedingungen der Geflüchteten oder die Dauer und Umstände ihrer Flucht. An der Studie nahmen 200 Geflüchtete aus dem Bürgerkriegsland Syrien teil, die eine Aufenthaltserlaubnis in Deutschland besitzen. Die Wissenschaftler um Prof. Yesim Erim interessierten sich vor allem für posttraumatische Depressionen und die generalisierte Angststörung sowie für Faktoren, die nach der Migration nach Deutschland zum Tragen kommen – etwa den Aufenthaltsstatus oder die allgemeinen Lebensumstände der Zuwanderer (Gesundheitsstadt Berlin 2018).

4.1 Migration als Krise

Flüchtlinge sind in besonderem Maße folgenden Stressoren ausgesetzt (▶ Kap. 1.4 Flüchtlinge kommen zu Wort):

- Lebensbedrohenden Erfahrungen durch organisierte Gewalt vor der Flucht,
- lebensbedrohenden Erfahrungen und Entbehrungen auf der Flucht, denen auch vielfach mit Gewalt begegnet werden musste,

- belastenden Erfahrungen und Anpassungsanforderungen nach der Flucht wie Aufenthalte in Flüchtlingslagern/-einrichtungen und
- Verlust von Bezugspersonen und Familie, insbesondere bei Kindern.

Bei Erleben/Verarbeiten von Stress spielen Prozesse im Gehirn eine zentrale Rolle:

Das limbische System hat große Bedeutung bei der Verarbeitung und Regulation von negativen Emotionen und auch von Stresserlebnissen und ist somit eine obere Schaltstation, die bei den unteren Arealen sozusagen »auf die Bremse tritt«, wenn jemandem etwas widerfährt, was potenziell stresshaft sein könnte.

Bei Migranten funktioniert diese emotionale Stressbremse nicht so gut wie bei Menschen, die nicht migrierten. Ihr Stressareal ist eher hyperaktiv. Offenbar macht der soziale Stress in der neuen Umwelt das Gehirn der Einwanderer insgesamt anfälliger. Die Betroffenen reagieren leichter auf Stress-Signale und lassen sich stärker emotional reizen. In früheren Untersuchungen konnten Forscher bereits aufzeigen, dass die bei den Migranten veränderten Hirnregionen viel mit Gen-Umwelt-Wechselbeziehungen zu tun haben. Das bedeutet, dass hier die Gene beteiligt sind, die das Grundrisiko erhöhen können, an Umwelterfahrungen zu leiden. Wissenschaftler sprechen auch von einer erhöhten Vulnerabilität, also einer Verletzlichkeit für psychische Erkrankungen. »Diese kann bei Migranten genauso vorliegen wie bei Nicht-Migranten. Sie macht auch nicht automatisch krank. Wenn aber wie bei Migranten dauerhafter sozialer Stress hinzukommt, schlägt die Anfälligkeit eher in eine psychische Krankheit um – und macht die Migranten zu einer Hochrisikogruppe. Neueste Untersuchungsergebnisse unterstützen diese Annahme. Sie beziehen sich auf den Hirnbotenstoff Dopamin, der zum Beispiel vermehrt bei Menschen ausgeschüttet wird, die ein erhöhtes Risiko für Schizophrenie besitzen (Hubert 2015, S. 7 f.).

Es liegt also nahe, dass besonders bei der Hochrisikogruppe »Geflüchtete« diese Dopaminausschüttung erhöht ist. Eine hohe Dopamindosis im Gehirn erhöht die Bereitschaft, auf Signale der Außenwelt zu reagieren und sie für wichtig zu halten. Betroffene

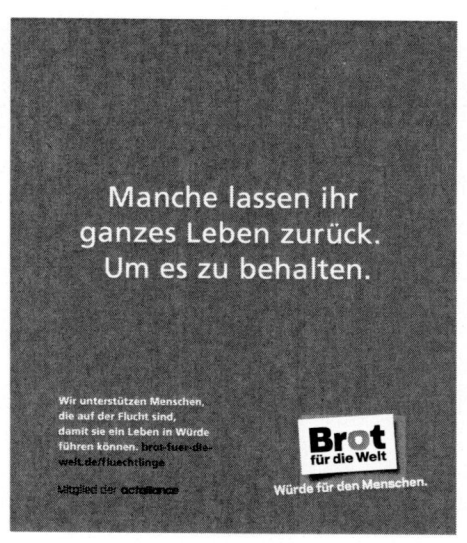

Abb. 4: Manche lassen ihr Leben zurück, Quelle: Brot für die Welt 2017

werden dann oft von Außenweltreizen überflutet. »Offensichtlich hat sich die dauerhafte soziale Stressbelastung bis in elementare Hirnmechanismen hinein entwickelt. Ein Teufelskreis: Die Stresssituation ›Migration‹ sensibilisiert das Gehirn für stressige Signale, sodass der Betroffene auf den nächsten sozialen Stressfaktor noch einmal sensibler reagiert« (a. a. O., S. 8).

4.2 Fluchtstadien

Im Detail stellt sich die Situation Flüchtender konkret wie folgt dar (Leopoldina 2018, S. 9):

4.2.1 Vor der Flucht

Flüchtlinge, die aus Kriegsgebieten geflohen sind, berichten vielfach von physischer und psychologischer Folter, von Bombardierungen, sexueller Gewalt und anderen Gräueltaten.

Neben diesen unmittelbar bedrohlichen Erfahrungen sind Flüchtlinge zusätzlich einer Reihe von dauerhaften Stressoren ausgesetzt: u. a. Bedrohung, Verfolgung, Einschüchterung, Angst vor Verhaftungen, Hausdurchsuchungen, Verschwinden oder Tod von Freunden und Familienmitgliedern, Erleben des Leids nahestehender Menschen, Verlust von Status und Beruf, Unterbrechung der Schule oder Berufsausbildung, Trennung, Isolierung der Familie, sozialer Entwurzelung durch wiederholte Umzüge, schlechter Ernährung und medizinischer Versorgung sowie systematischen Entbehrungen oder Zwangsmaßnahmen.

4.2.2 Auf der Flucht

Die eigentliche Flucht kann sich recht unterschiedlich gestalten: Für einige kann das Fluchtgeschehen ein sehr kurzer, relativ sicherer Vorgang sein, der innerhalb eines Tages abgeschlossen ist – etwa eine Evakuierung per Flugzeug. Für viele ist die Flucht jedoch eine mehrfach lebensbedrohliche Odyssee, z. T. über Jahre und Länder hinweg. Auf der Flucht mischen sich dann andauernde psychische Anspannung und starke körperliche Beanspruchung oder gar Auszehrung mit erneutem Erfahren traumatischer Lebensereignisse: So erleben Menschen auf der Flucht häufig sexuelle und körperliche Gewalt, sie werden von Familienmitgliedern getrennt oder werden beraubt. Nicht selten werden sie genötigt, anderen Schmerzen zuzufügen oder gar zu töten. Menschen auf der Flucht werden auch Zeugen von Folter oder Tötungen, verlieren enge Familienmitglieder oder Freunde und müssen oft extrem harte Umweltbedingungen ertragen wie etwa die Hitze auf dem Weg durch die Sahara. Durch Mitmenschen zugefügte Gewalt kann die positiven Grundannahmen über die Welt und die Mitmenschen so sehr erschüttern, dass Ängste nicht mehr eingedämmt werden können. Dies führt zu einer Beeinträchtigung, vertrauensvolle zwischenmenschliche Beziehungen zu entwickeln, die wiederum für die Überwindung von Traumata entscheidend sind. Der Verlust von Zugehörigkeit und Status, Territorium und Ressourcen, die Hilflosigkeit, Ungewissheit, Auswegslosigkeit der Fluchtsituation, die Wartezeiten, der Verlust von Selbstwirksamkeit und Autonomie sowie die körperliche Erschöpfung und permanente Sorge um Familienmitglieder wirken auf jeden Flüchtling niederschmetternd. Besonders gilt dies aber für Personen, die bereits zuvor traumatische Erfahrungen machen mussten (a. a. O., S. 10).

4.2.3 Nach der Flucht

Auch nach einer Flucht halten am Aufnahmeort Belastungsfaktoren an und weitere kommen dazu:

- Krieg, Verfolgung und vor allem auch Flucht bedeuten eine Zerstörung sozialer Netzwerke. Damit verbunden ist ein grundlegendes Gefühl der Einsamkeit. Bei Personen, die bereits schwere Traumatisierungen mitbringen und deshalb besonders vulnerabel sind, hängt die weitere Entwicklung der seelischen Gesundheit auch davon ab, ob grundlegende menschliche Bedürfnisse wie die Zugehörigkeit zu einer Familie und zu einer Gruppe sowie der Wunsch nach Wertschätzung und Status (teilweise) erfüllt werden können.
- Angst um Familienangehörige, die nicht geflohen sind oder sich noch auf der Flucht befinden.
- Verlust der angestammten Rolle in der Familie.
- Verlust des wahrgenommenen gesellschaftlichen Status und der damit verbundenen Anerkennung sowie der Verlust der ökonomischen Sicherheit.
- Stigmatisierung belastet Betroffene zusätzlich zum eigentlichen Leiden, es reduziert ihren Selbstwert. So bedingen beispielsweise Vorurteile über psychisch erkrankte Menschen häufig eine Diskriminierung oder Zurückweisung bis hin zum sozialen Ausschluss der Betroffenen.

> **Stigmatisierung**
>
> Stigmatisierung bezeichnet einen Prozess, in dessen Verlauf innerhalb einer Gesellschaft bestimmte äußere Merkmale von Personen und Gruppen (beispielswiese farbige Haut) mit negativen Bewertungen belegt und die Betroffenen als »die Farbigen« in eine Randgruppenposition gedrängt werden. Stigmatisierte Personen werden somit bei gesellschaftlichen Interaktionen in erster Linie über dieses negativ konnotierte Merkmal wahrgenommen; andere Merkmale (zum Beispiel der Charakter oder Bildungsstand) können dieses Stigma nicht kompensieren.
>
> Ein stigmatisierter Mensch ist einem solchen Prozess meistens hilflos ausgeliefert und verinnerlicht schlimmstenfalls die ihm zugeschriebene negative Bewertung. Dies hat zur Folge, dass der Betroffene sich selbst als defizitär erlebt (Uni Hamburg o. J.).

- Anhaltende Ungewissheit über die Möglichkeiten, am Aufnahmeort bleiben zu dürfen.
- Oftmals lange Zeiten ohne Beschäftigung (Warten auf Arbeitserlaubnis etc.).
- Ablehnung bis hin zu Gewaltandrohungen und -anwendung durch die Bevölkerung des aufnehmenden Landes (Leopoldina 2018, S. 10).

»Auch, wenn es inzwischen immer mehr Studien zur psychischen Belastung von Asylsuchenden in Deutschland gibt, erlaubt die Heterogenität der Studien in den letzten 25 Jahren noch keine Erkenntnisse zu genauen Prävalenzzahlen von psychischen Erkrankungen nach Flucht und Migration. Aufgrund der zahlreichen Stressoren vor, während und nach einer Flucht oder Migration ist jedoch zu erwarten, dass diese vergleichsweise hoch ausfallen würden. Darüber hinaus zeigt sich in den meisten Studien, dass sich die psychiatrische und psychotherapeutische Versorgung auf keinen Fall einzig auf das Vorliegen einer Posttraumatischen Belastungsstörung (PTBS) konzentrieren sollte: Ebenso im Fokus sollten affektive Erkrankungen, Angststörungen, Somatoforme Störungen, Suchterkrankungen, psychotische Erkrankungen, aber auch einzelne psychische

Symptome wie Suizidalität stehen« (Leistner, Beitinger & Keck 2018, S. 1).

»Die Mehrzahl der Studien, die in verschiedenen Ländern durchgeführt wurden, zeigt, dass weltweit mindestens 20 Prozent der Flüchtlinge unter Depressionen und mehr als 20 Prozent unter einer PTBS leiden. (…) Studien, die in Deutschland durchgeführt wurden, zeigen sogar, dass etwa 40 bis 50 Prozent der erwachsenen Flüchtlinge unter einer PTBS und rund die Hälfte unter einer Depression leiden (…), wobei die Erkrankungen häufig gemeinsam auftreten« (Bundespsychotherapeutenkammer 2015, S. 6).

»Flüchtlinge kommen aus anderen Kulturkreisen, haben unter Umständen andere Vorstellungen von Krankheit und Heilung. Insbesondere psychische Störungen sind in vielen Kulturen tabuisiert und schambesetzt, mehr noch als in Deutschland. Vielfach werden Reaktionen auf traumatische Erlebnisse gar nicht als Krankheitssymptome im Sinne einer westlichen Medizin begriffen. Ein Mann, der 20 Jahre die Misshandlungen und Folterungen in einem türkischen Gefängnis erdulden musste, beantwortete die Frage, warum er sich nicht psychotherapeutische Hilfe gesucht hatte, wie folgt: ›Ich wusste gar nicht, dass ich an etwas leide, das man behandeln kann‹ …« (BAfF e. V. 2016, S. 17; vgl. Gün 2018).

4.3 Psychische Erkrankungen bei Geflüchteten

Aus den oben beschriebenen Gründen sind Menschen, die fliehen mussten, in besonderer Weise gefährdet, psychisch zu erkranken. Häufige Diagnosen sind:

Affektive Erkrankungen

Diese sind in erster Linie »durch eine krankhafte Veränderung der Stimmung (Affektivität) meist zur Depression oder gehobenen Stimmung (Manie) hin charakterisiert« (Möller et al. 2013, S. 89).

Angststörungen

Angst hat eine Alarmfunktion für den Organismus – sie soll dazu führen, zur Abwehr einer drohenden oder bestehenden Gefahr aktiv zu werden. »Ein Übermaß an Angst bewirkt das Gegenteil: Sie lähmt die körperlichen und geistigen Funktionen. Eine solche als pathologisch einzustufende Angst liegt auch vor, wenn Angstsymptome scheinbar grundlos auftreten, und kann dann zu einem psychopathologischen Symptom mit Krankheitswert werden« (Möller et. al., S. 127 f.).

Im Zusammenhang mit Flucht sind besonders häufig die *Panikstörung* (vielfach einsetzende Panikattacken, die unvermittelt über den Betroffenen hereinbrechen und u. a. durch Herzrasen, Atemnot, Schweißausbrüche und Ohnmachtsgefühle ihren Ausdruck finden), die *Agoraphobie* (Angst vor öffentlichen Räumen, Menschenansammlungen), die *Soziale Phobie* (Furcht, von anderen beobachtet, bloßgestellt oder kritisch beurteilt zu werden) und die *Generalsierte Angststörung*, eine seit langer Zeit bestehende quälende Angst, die ununterbrochen Lebensgefühl und Denken der Betroffenen bestimmt, (vgl. Möller et al., S. 128) zu beobachten.

Depressionen

Affektive Symptome sind für depressive Erkrankungen charakteristisch. Depressive Patienten sind niedergeschlagen, bedrückt und freudlos. Einige bezeichnen sich als traurig, viele betonen, dass sie nicht einmal echte Traurigkeit empfinden können, sie seien vielmehr »leer« und »wie abgestorben«, »befinden sich in einem Zustand der Gefühllosigkeit« (Gold et al. 2014, S. 288). Der verminderte Antrieb ist ein sehr häufiges Anzeichen; die Betroffenen bewegen sich nur langsam. Dennoch erleben sie schwere innere Unruhe, die für Außenstehende schwer zu erkennen ist. Angstgefühle, welche schleichend oder geradezu überfallartig auftreten können, kommen hinzu. Andererseits verspüren depressive Patienten eine starke psychomotorische Erregung. Auch das Denken ist verlangsamt und erschwert. Bei sehr schweren depressiven Störungen kann ein Wahn entstehen (vgl. a. a. O., S. 289).

Somatoforme Störungen

Ein »anhaltendes oder wiederholtes Auftreten von körperlichen Symptomen, für die keine ausreichenden organischen Befunde nachweisbar sind, bei denen aber in der Pathogenese (Entstehung und Entwicklung einer Krankheit, d. V.) seelische Belastungssituationen und Konflikte eine wesentliche Rolle spielen« (Möller et al., S. 280), gilt als Hauptmerkmal dieser Störung. Gastrointestinale (Magen und Darm betreffend) Beschwerden wie Übelkeit und Unterleibsschmerzen, kardiopulmonale Symptome wie Herzklopfen oder Brustschmerzen sowie diffuse Schmerzen sind in diesem Kontext zu beobachten (vgl. a. a. O., S. 280).

Suchterkrankungen

Die Begriffe *Sucht* und *Abhängigkeitserkrankungen* sind gleichwertig und werden austauschbar benutzt. Abhängigkeitserkrankt ist eine Person, wenn mindestens drei der folgenden Kriterien im Zeitraum eines Jahres erfüllt wurden:

- Starker Wunsch, fast ein Zwang, psychotrope Substanzen (Wirkstoffe, die die menschliche Psyche beeinflussen, wie Alkohol, Drogen, Beruhigungsmittel, …) zu konsumieren.
- Eine deutlich reduzierte Kontrollfähigkeit in Bezug auf den Beginn, die Beendigung und die Menge des Konsums.
- Entzugssyndrom bei Reduktion oder Beendigung des Konsums.
- Toleranzentwicklung: ursprünglich durch niedrige Dosen erreichte Wirkungen der Substanz müssen gesteigert werden, um die erwünschte Wirkung zu erzielen.
- Fortschreitende Vernachlässigung anderer Interessen zugunsten des Substanzkonsums.
- Anhaltender Substanzkonsum trotz des Nachweises eindeutig gefährlicher psychischer, physischer und sozialer Folgen (vgl. Möller et al., S. 401).

U. a. Flüchtlinge aus Afghanistan, Pakistan, dem Balkan, aus afrikanischen Ländern machten in der jüngsten Vergangenheit in unterschiedlicher Häufigkeit, Form und Intensität durch Suchtprobleme auf sich aufmerksam. Hierbei wurden Drogen häufig als »Angstblocker« eingesetzt (Tretter & Arnold 2016).

Psychosen

Der Begriff Psychose ist eine allgemeine Bezeichnung für eine schwere psychische Krankheit. Er bezeichnet »am häufigsten solche psychischen Krankheiten, bei denen der Kranke in seinem Kontakt zur Realität erheblich gestört ist und in die sich ein Gesunder nur schwer einfühlen kann« (Gold et al. 2014, S. 231). Halluzinationen oder Wahn sind die auffälligsten Krankheitsanzeichen. Zu den Psychosen zählen vor allem die Schizophrenie sowie andere Erkrankungen aus dem schizophrenen Formenkreis (vgl. Möller et al., S. 154 ff.).

> Immigranten und ihre Kinder reagieren auf Stress mit einer vermehrten Ausschüttung von Dopamin in Hirnarealen, die an der Entstehung der Schizophrenie beteiligt sind (ärzteblatt.de 2017).
>
> Migranten erkranken laut epidemiologischen Studien 2,9-fach häufiger an einer Schizophrenie als die einheimische Bevölkerung. Bei dunkelhäutigen Migranten ist das Risiko sogar 4,8-fach erhöht. Betroffen sind nicht nur die Migranten, sondern auch deren Kinder. Forscher bringen dies mit dem Stress in Verbindung, dem die Einwanderer in ihrer neuen Heimat ausgesetzt sind, wo sie zunächst eine Randgruppe der Gesellschaft bilden (ebd.).
>
> Von zentraler Rolle könnte der Neurotransmitter Dopamin sein. Dopamin ist zum einen an Stress-Reaktionen des Gehirns beteiligt, zum anderen wird es über die »Dopamin-Hypothese« mit der Entstehung der Schizophrenie in Verbindung gebracht (ebd.).

4.4 Sonderfall Suizidalität

Folgende Faktoren sind als Risikofaktoren für eine erhöhte Suizidalität zu bewerten (Lindner 2003):

- Psychische Erkrankung mit starker Angst, andauernder Schlaflosigkeit, Hilf- und Hoffnungslosigkeit und gesteigerter Impulsivität,
- psychosoziale Krisen, in denen sich die Betroffenen inneren oder äußeren Ereignissen gegenübersehen, die sie mit den ihnen zur Verfügung stehenden Mitteln nicht bewältigen können,
- konkrete Suizid-Vorbereitungen, vorhergehende Suizidversuche, Suizide in der Familie,
- bevorstehende oder zurückliegende schwere Trennungserfahrungen.

Insbesondere Traumata führen zu Störungen des Selbstgefühls und des Glaubens an die Sinnhaftigkeit des Lebens. Flüchtlinge weisen im Vergleich zur Allgemeinbevölkerung ein erhöhtes Risiko für Suizide und Suizidversuche auf. Suizidgedanken und die Äußerung von Suizidabsichten sollten vorrangig behandelt werden. Oft hören Behandelnde den Ausspruch »wenn sie mich zurückschicken, bringe ich mich lieber selber um, als dass meine Verfolger nochmal Hand an mich legen können«. Wenn auch solche Äußerungen nicht selten in den Verdacht geraten, aus aufenthaltsrechtlichen Gründen vorgebracht zu werden, müssen sie stets ernst genommen werden (BAfF e. V. 2016, S. 48).

4.5 Die Posttraumatische Belastungsstörung (PTBS)

Da die PTBS in großer Zahl diagnostiziert wird (s. o.), ist es angemessen, ausführlicher auf diesen Themenkomplex einzugehen.

Während eines traumatischen Ereignisses erfahren Menschen existentielle Ängste, Kontrollverlust und große Verzweiflung. Deshalb fühlen sich traumatisierte Menschen häufig auch nach den Ereignissen hilflos und leiden unter starken Ängsten sowie negativen Stimmungen (vgl. Imm-Bazlen & Schmieg 2016, S. 35 ff.).

4.5.1 Was ist ein Trauma?

»Der Begriff ›Trauma‹ (Mehrzahl: Traumata) stammt aus dem Altgriechischen und bedeutet ›Verletzung‹ oder ›Wunde‹. Eine Verletzung kann körperlich sein, sie kann jedoch auch die Psyche eines Menschen betreffen« (Ethnomedizinisches Zentrum 2017, S. 6).

Man spricht von einem Trauma, wenn ein plötzliches einmaliges, wiederholt auftretendes oder über längere Zeit wirkendes schwerwiegendes Ereignis zu einer tiefen psychischen Verletzung führt oder geführt hat. Ein Trauma zu erleben, »bedeutet immer, dass im Moment des Ereignisses keine Bewältigungsmöglichkeiten wahrgenommen werden und das Ereignis die Betroffenen quasi überrollt und damit Hilflosigkeit und Ohnmacht auslöst« (Koll-Krüsmann 2016, S. 8). Es kommt zu einer massiven Alarmreaktion, die im Gehirn ausgelöst wird. Diese führt dazu, dass Menschen:

- wie im Schock und ohne Schmerzwahrnehmung sind,
- zur »Eissäule« erstarren,
- offenbar planlos im Kreis laufen und
- Informationen, die in der Hirnrinde gespeichert sind, nicht mehr abrufen.

Aus klinisch-psychologischer Sicht bezeichnet man dieses ›Auseinanderfallen‹ als Dissoziation – dies ist ein Zustand, in dem Wahrnehmungs- und Gedächtnisinhalte, welche normalerweise assoziiert sind, gespalten werden. »Anders als bei starken Stressreaktionen, bei denen wir unglaublich schnell zwischen Denken und Fühlen, bzw. Wahrnehmen und Handeln hin und her schalten können, mit Angriff oder Flucht (…) reagieren und die Abstimmungsprozesse im Gehirn optimal verlaufen (…), ist dies bei einem Trauma nicht mehr möglich. Bei einem Trauma werden stattdessen oft die Wahrnehmung, gezieltes planvolles Verstehen und Verhalten blockiert« (a. a. O., S. 8 f.).

In der Medizin unterscheidet man verschiedene Arten von Traumata. Diese Unterscheidung ist für die richtige Diagnose und Behandlung wichtig.

Experten teilen Traumata darüber hinaus in »von Menschen verursachte« und in »nicht von Menschen verursachte« Traumata ein (▶ Tab. 3). Von Menschen verursachte Traumata haben im Allgemeinen schwerwiegendere Folgen als Traumata, die nicht durch andere Menschen hervorgerufen werden. Wenn ein Mensch einen anderen Menschen verletzt, foltert oder misshandelt, kann beim Opfer das Vertrauen in Menschen verloren gehen (Urvertrauen). Ein Erdbeben oder andere Naturkatastrophen können einen Menschen traumatisieren, jedoch kann der Umgang damit anders sein, da hieran kein Mensch beteiligt ist. Nicht jedes Trauma führt automatisch zu einer psychischen Erkrankung und nicht jeder Mensch mit traumatischen Erlebnissen entwickelt eine Traumafolgestörung wie z. B. eine Posttraumatische Belastungsstörung (Ethnomedizinisches Zentrum e. V. 2017, S. 6).

Ein Trauma ist folglich als »ein vitales Diskrepanzerlebnis zwischen bedrohlichen Situationsfaktoren und individuellen Bewältigungsmöglichkeiten« zu verstehen (Fischer & Riedesser 1998, S. 79). Art, die Umstände und die Dauer des Ereignisses haben Einfluss auf das Ausmaß der Traumatisierung. Zu den Umständen zählt auch, ob vor, während oder nach der Traumatisierung schützende Faktoren gegeben waren. Keilson (2005) entwickelte das Konzept der »sequentiellen Traumatisierung«: »Darin arbeitete er heraus, dass das Trauma der Kinder und späteren Erwachsenen nicht aus einer, sondern vielmehr aus drei Sequenzen besteht: aus einer Vorbereitungs- und Beginnphase der Verfolgung (z. B. Abbröckeln eines Rechtsschutzes, Demütigung im Alltag, Auflösung der vertrauten Umgebung), aus ›traumatogenen‹ Momenten (z. B. Gewalthandlungen im Krieg, Aufenthalt in Lagern, Erziehungsanstalten) und aus dem Auftauchen und Zurückkehren in eine rechtlich gesicherte Welt (Leben im Exil, Behandlung als Flüchtling, Erfahrung von Gleichberechtigung). Der Blick auf diese Sequenzen ermöglicht ein tieferes Verstehen der immensen Belastung, der die Betroffenen mit einem solchen Erfahrungshintergrund ausgesetzt sind. Vor allem wird durch das Modell deutlich: Es geht keineswegs nur um das einzelne Ereignis beziehungsweise die verschiedenen Gewalterlebnisse und deren mehr oder weniger gelungene individuelle Bearbeitung, sondern um eine Abfolge von Ereignissen in einem gesellschaftlichen Kontext« (Gahleitner et al. 2017, S. 17 f.).

Tab. 3: Arten des Traumas, Quelle: Ethnomedizinisches Zentrum e. V. 2017, S. 7

Von Menschen verursachte Traumata	Nicht von Menschen verursachte Traumata
Krieg, Folter, Geiselhaft	(Verkehrs-/Arbeits-)Unfälle
sexueller Missbrauch, Vergewaltigung	Naturkatastrophen (Erdbeben, Sturmfluten, Vulkanausbrüche)
körperliche Gewalt	schwerwiegende Erkrankungen/Operationen
Kindesmisshandlung	Plötzlicher, unerwarteter Tod einer nahestehenden Person
Vernachlässigung im Kindesalter	–

4.5.2 Was sind Traumafolgestörungen?

Erleben Menschen lebensbedrohliche und traumatisierende Ereignisse, können psychische Störungen – Traumafolgestörungen – entstehen oder aber bereits bestehende psychische Erkrankungen noch verstärkt werden.

Traumafolgestörungen (Ethnomedizinisches Zentrum e. V. 2017, S. 8) können sich auf verschiedene Arten äußern. Folgende Beschwerden treten häufig auf:

- Verlust des Urvertrauens und insgesamt großes Misstrauen Mitmenschen gegenüber
- Verlust von Werten, Glauben und Ansichten
- Empfinden von Scham- und Schuldgefühlen
- große Schreckhaftigkeit
- Gefühle von Hilflosigkeit und tiefer Trauer
- Gefühl der Hoffnungslosigkeit und Desorientierung
- soziale Isolation
- Gefühl »anders« oder »verrückt« zu sein
- emotionale Abgestumpftheit
- Selbstmordgedanken
- bei sexuellen Übergriffen: Verlust der weiblichen oder männlichen Identität
- Einschlafstörungen/Durchschlafstörungen/Früherwachen
- Konzentrationsstörungen
- Alkohol- und/oder Drogenmissbrauch

Körperliche Beschwerden und Erkrankungen (Psychosomatik)

Manche Menschen – ganz besonders häufig Opfer körperlicher Gewalt – entwickeln nach traumatischen Erlebnissen auch körperliche Beschwerden (z. B. starke Schmerzen) oder sogar Erkrankungen. In den meisten Fällen sind sich die Betroffenen aber über diesen Zusammenhang nicht bewusst.
Teil der Traumafolgestörungen (ebd.) können also sein ...

psychische Störungen, wie

- Depressionen
- Angststörungen
- psychotische Störungen
- *Posttraumatische Belastungsstörung*

- akute Belastungsstörung
- Essstörungen

körperliche (psychosomatische) Beschwerden, wie

- Migräne
- Magengeschwüre
- Erkrankungen der Gebärmutter
- Asthma
- sexuelle Störungen

> In vielen Kulturen werden psychische Belastungen durch Berichte von körperlichen Schwierigkeiten oder Schmerzen zum Ausdruck gebracht.
> Psychosomatische Beschwerden finden sich bei Menschen mit Migrationshintergrund daher häufig, auch und oft gerade dann, wenn es kulturell nicht erwünscht ist, über Probleme zu sprechen. Darum ist es wichtig zu wissen, dass auch körperliche Beschwerden als Ausdruck einer Traumafolgestörung interpretiert werden können (Koll-Krüsmann 2016, S. 13).
> »Emotionen wie Traurigkeit, Angst, Wut, Einsamkeit oder Verzweiflung kann Armin Hoyer [Psychiater in Berlin/d. V.] oft nur mit viel Sensibilität für die Kultur seines Gegenübers hervorlocken« (Wolf 2018, S. 60).
> »Das Erleben sexualisierter Gewalt ist in vielen Kulturen noch stärker tabuisiert und zieht in manchen Gesellschaften aufgrund der ›Entehrung‹, die dem Opfer angelastet wird, tatsächlich gravierende soziale Folgen nach sich (z. B. Ausschluss aus der Gemeinschaft)« (Knaevelsrud 2016, S. 293).

Einflussfaktoren

Verschiedene Faktoren können die Stärke einer Traumafolgestörung beeinflussen:

Es spielen das Alter des Betroffenen und seine Vorerfahrungen eine Rolle. Sehr wichtig ist aber auch die Lebenssituation nach dem traumatischen Ereignis, ob z. B. Unterstützung durch Angehörige und ein sicheres Umfeld gegeben sind oder nicht. Negativ auswirken kann sich zum Beispiel, wenn Hilfe durch andere Personen gänzlich fehlt oder die Gefühle des Betroffenen und seine Erkrankung von dessen Umfeld nicht anerkannt werden

Weitere Umstände, wie die Trennung von vertrauten Personen, Sprachprobleme, soziale Isolation oder ein unsicherer Aufenthaltsstatus (s. o.), können dazu führen, dass eine Verarbeitung des Traumas und damit eine Heilung ohne professionelle Hilfe nur sehr langsam oder gar nicht stattfinden. Es kann sich eine *Posttraumatische Belastungsstörung (PTBS)* – eine spezielle Form der Traumafolgestörung – entwickeln (vgl. Ethnomedizinisches Zentrum 2017, S. 9).

4.5.3 Merkmale der Posttraumatischen Belastungsstörung

Um eine PTBS zu diagnostizieren, muss der Betroffene einem schwerwiegenden und belastenden Ereignis mit außergewöhnlicher Bedrohung oder katastrophenartigem Ausmaß ausgesetzt gewesen sein, das bei fast jedem eine tiefe Verzweiflung hervorrufen würde.

Die hier aufgeführten Symptome müssen in der Regel innerhalb von sechs Monaten nach dem traumatischen Ereignis oder nach dem Ende einer Belastungsperiode auftreten (ein späterer Beginn ist jedoch möglich) und mindestens vier Wochen anhalten (vgl. BafF 2016, S. 27):

- *Wiedererleben:* ungewollte »Erinnerungsattacken«, Flashbacks, Bilder, Erleben filmartiger Szenen oder Alpträume; Körperempfindungen oder Gerüche können auch auslösend sein
- *Vermeidungsverhalten:* Vermeidung von Gedanken, Gefühlen, Situationen und Gesprächen, die den Betroffenen an das traumatische Erlebnis erinnern, emotionale Abschottung, Gefühlstaubheit, Entfremdung, Teilnahmslosigkeit

- *Überregung:* Schlafstörungen, Schreckhaftigkeit, Reizbarkeit, Konzentrationsschwierigkeiten, vegetative Übererregtheit
- *Weitere Symptome:* Ärger, Wut, Traurigkeit, Scham, Schuldgefühle (»Überlebensschuld«), »Dauertrauer«, eingeschränkte Impulskontrolle, Gefühle der Verzweiflung, labiles Selbstwertgefühl.

Je nach Schwere der Symptomatik können selbstverletzendes Verhalten und Suizidalität auftreten. Zusätzliche körperliche Symptome wie Herzrasen (so bei den häufigen Panikattacken), Kopf-, Bauch-, Herz- und Rückenschmerzen, Zittern, Schwitzen, Übelkeit, Schwindel und Atemnot sind sehr häufig.

Zweites Trauma/Retraumatisierung

»Ich habe unter meinen Klienten junge Leute, die eine Odyssee durch ganz oder halb Europa durchgemacht haben. Manchmal drei Länder, mit mehrfachen Abschiebungsversuchen nach Polen, um dann am Schluss doch in Deutschland zu landen. (…) Das, was wir machen in den europäischen Staaten, ist für Menschen tragisch, die eine Foltergeschichte hinter sich haben. Weil es im Grunde genommen ein neues Trauma oder eine Retraumatisierung bedeutet. Das führt meist in ein Misstrauen allen Menschen gegenüber, auch zu mir als Therapeut. Dieses Mißtrauen klinkt sich aus der Erfahrung heraus permanent in die Realität ein und führt zum Teil zu ganz bizarren Verhaltensweisen bei den Menschen.« (Koch 2013)

Die Entscheidung, ob bei einem psychisch kranken Flüchtling in den ersten 15 Monaten seines Aufenthalts in Deutschland nach dem Asylbewerberleistungsgesetz (AsylbLG) eine Psychotherapie gewährt wird, wird in den zuständigen Sozialbehörden äußerst unterschiedlich gehandhabt. Die Antragsbearbeitung dauert fast immer mehrere Monate und ist mit größten Hürden verbunden. Oft werden Behandlungen durch langwierige Begutachtungsverfahren verschleppt. Den für die Genehmigung einer Psychotherapie zuständigen Sachbearbeitern und Amtsärzten in den Sozialämtern fehlt nicht selten die Qualifikation, um einen psychotherapeutischen Behandlungsbedarf und seine Dringlichkeit einzuschätzen. Dies führt dann zu Fehleinschätzungen. Psychische Erkrankungen werden fälschlicherweise als nicht akut beurteilt, oder es wird auf eine ausschließlich medikamentöse Behandlung verwiesen, die meistens nicht ausreicht. Dies führt dazu, dass notwendige Psychotherapien bei Flüchtlingen in den ersten 15 Monaten ihres Aufenthalts kaum gewährt werden (vgl. BPtK 2015, S. 13).

> »Eine psychotherapeutische Behandlung von Geflüchteten sollte daher traumasensibel sein, so dass in der Diagnostik auf mögliche Traumatisierungen ein besonderes Augenmerk gelegt wird. Häufig benennen traumatisierte Personen Symptome, die nicht per se auf eine Traumatisierung schließen lassen (z. B. Depressivität, psychosomatische Beschwerden). Gründe hierfür können mannigfaltig sein. Vermeidungsverhalten kann dazu führen, dass Patienten, die unter PTBS-Symptomen leiden, diese verschweigen, um nicht über das Trauma sprechen oder daran denken zu müssen. Auch kann es sein, dass komorbide Erkrankungen so sehr im Vordergrund stehen, dass die PTBS-Symptome nicht im Fokus des Patienten liegen. Ebenfalls ist es möglich, dass traumatisierte Patientinnen und Patienten keine Symptome im Sinne einer PTBS ausbilden, sondern an einer anderen psychischen Störung im Sinne einer Stressfolgestörung leiden. Um diese ›versteckte‹ Traumatisierung zu erkennen, ist eine ausführliche Exploration der Lebensgeschichte, insbesondere der Fluchtgeschichte, erforderlich« (Belz & Özkan 2017, S. 26 f.).

4.6 Integrationsbeauftragte als Experten

Gerade in großen Institutionen wie Kliniken und Krankenhäusern geraten Kolleginnen und Kolleginnen wegen des hohen Arbeitsaufkommens schnell in Bedrängnis, wenn sie sich speziellen Fragestellungen zum Thema Migration und Flucht widmen sollen. Daher hat es sich als sehr effektiv erwiesen, diesbezüglich speziell geschultes Personal mit der Sonderaufgabe der/des Integrationsbeauftragten einzusetzen. Der Landschaftsverband Rheinland (LVR) geht hier seit vielen Jahren mit gutem Beispiel voran:

In jeder LVR-Klinik (9 psychiatrische Kliniken) steht mindestens ein Integrationsbeauftragter bzw. eine Integrationsbeauftragte für die Belange von Patientinnen und Patienten mit Migrationshintergrund bzw. fremder Muttersprache, Kultur und Religion zur Verfügung. Die Integrationsbeauftragten sind in dieser Eigenschaft unmittelbar der ärztlichen Direktion unterstellt.

Die Aufgaben der Integrationsbeauftragten bestehen im Wesentlichen in der Beratung des Klinikvorstands und Abteilungsärztinnen bzw. –ärzten in allen interkulturellen belangen durch (Gün 2019):

- Förderung des Kontaktes zwischen der LVR-Klinik und den kommunalen Stellen des Versorgungsgebietes, insbesondere den Integrationsbeauftragten der Region, Sozialdiensten sowie den kulturellen und gesellschaftlichen Vereinigungen der Migrantinnen und Migranten, den sozialen- und gemeindepsychiatrischen Diensten, den Einrichtungen der Suchtkrankenhilfe und der Altenhilfe, Beratungsstellen für Familien, Selbsthilfeverbänden, etc.
- Vertretung der LVR-Klinik in Absprache mit dem Klinikvorstand in allen Belangen der Integration von Migrantinnen und Migranten in kommunalen Gremien und Arbeitsgruppen, etc.
- Förderung des Informations- und Gedankenaustauschs in allen migrationsspezifischen Belangen zwischen den LVR-Kliniken und weiteren Trägern.

- Vertretung der LVR-Klinik in Arbeitskreisen auf Trägerebene.
- Entwicklung eines Klinikkonzeptes für die Integration von Migrantinnen und Migranten.
- Vorschlag und Koordination von Maßnahmen zur Verbesserung der Versorgung von Migrantinnen und Migranten im Rahmen des Qualitätsmanagements.
- Ermittlung des Bedarfs an fremdsprachigen Materialien, insbesondere Informationsmaterial für Patienten, Patientinnen und Angehörige, diagnostische und therapeutische Materialien, Verfügbarkeit von qualifizierten Dolmetscherdiensten
- Ermittlung des klinikinternen Bedarfs an gezielter Fort- und Weiterbildung für die Fachkräfte.

> »Die Flüchtlingswelle stellt für Deutschland Herausforderung und Chance zugleich dar. Menschen, die verfolgt werden, haben nach dem Grundgesetz einen Anspruch auf unseren Schutz. Die Gesundheitsprofessionen sind zudem auf der Grundlage ihrer ethischen Werte dem Schutz von/der Hilfe für vulnerable Menschen und Gruppen verpflichtet. Vor diesem Hintergrund fordert der Deutsche Pflegerat von den Regierungen in Bund, Ländern und Kommunen, sich für eine gute Versorgung der Flüchtlinge einzusetzen. Das beinhaltet eine geschützte, menschengerechte Unterbringung ebenso wie medizinische Behandlung« (Deutscher Pflegerat 2015, S. 1).

5 Umgang mit psychischen Erkrankungen Geflüchteter

Flucht bedeutet in der Regel eine massive Zunahme psychosozialer Belastungen; die Phasen der Flucht bewirken, dass die Geflüchteten auf herausfordernde Lebensereignisse reagieren müssen, die weit über ihre alltäglichen Belastungen hinausgehen, oft verbunden mit der Bedrohung des eigenen oder des Lebens der Familie. Hinzu kommt die starke Abhängigkeit von anderen Menschen, die auf großer Unvorhersehbarkeit basiert und das Gefühl der Ohnmacht fördert. Selbst bei geglückter Ankunft im Zielland hält das neue Leben zahlreiche Faktoren bereit, die nicht förderlich für die psychische Gesundheit sind. Hiermit sind vor allem die zahlreichen *Postmigrationsstressoren* (Dauer des Asylverfahrens, Anhörung im Rahmen des Asylverfahrens, gesundheitliche Versorgung, Milieubedingungen, soziales Umfeld, Trennung von der Familie) gemeint.

In Einrichtungen des Gesundheitswesens treffen diese Menschen dann auf ganz unterschiedliche Rahmenbedingungen. Unabhängig von der Frage, wie Betroffenen mittel- und langfristig gezielt geholfen werden kann, sind Hilfestellungen erforderlich, wie mit einem sich jeweils darbietenden *Krankheitsbild* umgegangen werden kann. Die nun auf der Grundlage verschiedener Lehrwerke (u. a. Assion et al. 2011, Fischer & Riedesser 1998, Gold et al. 2014, Gün 2018, Röschke 2010) aufgelisteten *Empfehlungen* zu häufig diagnostizierten Krankheitsbildern mit Schwerpunkt im Bereich Pflege können nur grundsätzlicher Natur sein. In jedem Einzelfall ist eine therapeutisch/pflegerische Einschätzung unabdingbar (so in den Teamsitzungen und andernorts). Die jeweiligen Umsetzungsmöglichkeiten hängen, wie bereits betont, im hohen Maße von zeitlichen Faktoren ab; die Interventionsmöglichkeiten bei einem gerade in Deutschland eingetroffenen Menschen sind aus beschriebenen Gründen reduziert(er).

5.1 Affektstörungen

Menschen bevorzugen wiederkehrende Lebensereignisse, die ihnen Struktur und Sicherheit im Alltag vermitteln. Eine tägliche Anforderung ist, die Tageserlebnisse in geordnete und überschaubare Bahnen zu bringen, um die Komplexität des erlebten Alltags erfassbar zu machen. Dieser Automatismus wird durch den Umstand einer Flucht möglicherweise verändert, wenn nicht sogar nachhaltig zerstört. In außergewöhnlichen Situationen, wie Anspannung, Belastungen, Angst und Hilflosigkeit, also Gemütszuständen, denen Geflüchtete ausgesetzt sind, interpretieren Betroffene Alltagssituationen anders, irrational, verdichtet, verengt. Im Falle einer solchen Verdichtung wird die Umwelt *sequentiell* erlebt, ein Gesamtüberblick ist kaum möglich. Auf dieser Basis kann es zu Missverständnissen und Annahmen kommen; eine gelingende soziale Interaktion wird zunehmend unmöglich. Die Belastungen haben Auswirkungen auf die Psyche. Menschen, die sich auf die Flucht begeben mussten, können in diesem Sinne so stark belastet bzw. traumatisiert werden, dass sie von einer Störung des Affektes bedroht sein können. Dies beeinflusst die Betroffenen in solch einem Maße, dass die Emotionsregulation aus dem Gleichgewicht geraten kann. Innere Realität passt nicht mehr zu der äußeren erlebten Realität. Die Stimmung verändert sich, wirkt antriebsgesteigert, innere emotionale Impulse können schwerer oder gar nicht kontrolliert werden (manische Verstimmung); oder es vollzieht sich eine Verminderung des Antriebs, der Verlust der eigenen Wirksamkeit geht verloren, Energielosigkeit durchzieht den Körper, Interaktionen fallen schwerer oder können nicht aufrechterhalten werden (depressive Verstimmung). Oft kommt es zu einer Mischung aus beiden Zuständen, mit Anteilen manischer sowie depressiver Phasen im Wechsel, der so bezeichneten bipolaren Störung, also dem Stimmungswechsel von manisch nach depressiv und umgekehrt, wobei die depressiven Phasen in der Regel länger ausgeprägt sind. Die in dieser Weise erkrankten Personen durchleben in kurzer Zeit eine kräftezehrende »Achterbahnfahrt«.

5.1.1 Manische Episode

Generell ist davon auszugehen, dass der manische Patient leidet, auch wenn dies für die außenstehenden Menschen aufgrund der wahrnehmbaren gehobenen Stimmung nicht immer erkennbar ist. Eines der wesentlichen Hauptprobleme der *manischen Entgleisung* sind die vielen sozialen Probleme, die durch diese Phasen ausgelöst werden, da das Sozialverhalten der Betroffenen nicht mehr in den sozialen Kontext passt. Von geflüchteten Menschen wird in den Ankunftsländern eine hohe Anpassung (Assimilationsdruck) an das vorherrschende Milieu verlangt, dies setzt die Fähigkeit voraus (Verarbeitungskompetenzen) soziale Situationen in ihren Bedeutungen zu erfassen und das eigene Interaktionsverhalten darauf abzustimmen. Also die Fähigkeit zu besitzen, die Interaktionserwartungen des Gegenübers zu erwidern und darauf situationsangemessen reagieren zu können. Ein intuitiver Prozess, den Menschen in ihrer Sozialisation erlernen. Um diese Erwartungen erfüllen zu können, benötigt es eine gute persönliche Verortung und somit einen stabilen Selbstwert. Und genau dieser ist bei geflüchteten Menschen oft verletzt worden. Die Fluchterlebnisse sind eher förderlich für einen angegriffenen, verletzlichen Selbstwert. Die manische Episode kann als eine Art *Aufstand* verstanden werden, gegen diese Erwartungen, die hohen Druck erzeugen. Bei genauerem Hinsehen verbirgt sich hinter dieser antriebsgesteigerten, aggressiven und distanzlosen Fassade eher eine große Hilflosigkeit und Not der Betroffenen (▶ Tab. 4).

Tab. 4: Episoden, Quelle: Röschke 2010, S. 349

Manische Episode	Depressive Episode
Überwertiges Verarbeiten traumatischer Fluchterlebnisse, Aggression, Ideenflüchtigkeit, reduziertes Schlafbedürfnis, Größenideen, Distanzverminderung, expansives und grenzüberschreitendes Verhalten, Aktivitätsdrang	Schuldgefühle bezüglich des eigenen Überlebens, Energieverlust, Gefühlsleben ist deutlich reduziert, Verlust der Fähigkeit Freude zu empfinden, Gleichgültigkeit, Antriebsschwäche, innere Leere, keine Zuversicht, Vitalitätsverlust, Psychomotorische Unruhe

Interventionen bei maniformen Phänomenen

Unruhe, Größenideen, kann sich nicht beruhigen, Ideenflüchtigkeit:

- reduzieren Sie die Reize in der Umgebung der Betroffenen
- reagieren Sie nicht aggressiv auf Provokation
- lassen Sie sich nicht von der Hektik und den Aktionismus anstecken
- schaffen Sie Möglichkeiten, die den Bewegungsdrang der Betroffenen reduzieren, verzichten Sie in jedem Fall hierbei auf eine Gruppenaktivität
- bleiben Sie mit dem Betroffenen in Beziehung, hierbei aber eher zurückhaltend
- bieten Sie dem Betroffenen ggf. an ihn abzuschirmen

Inadäquate Stimmung sorgt für soziale Isolierung in der Patientengruppe:

- informieren Sie die Mitpatienten über diese Phase, in der das Verhalten krankheitsbedingt ist (Schweigepflicht!)
- sorgen Sie dafür, dass die Angehörigen, falls vorhanden, in dieser Phase den Kontakt halten können

Streitsucht:

- identifizieren und reduzieren Sie im Vorfeld Anlässe für Streit
- realisieren Sie, dass persönliche Angriffe ein »Ventil«/krankheitsbedingt sind (man ist nie persönlich gemeint)
- bitten Sie Mitpatienten den Provokationen aus dem Weg zu gehen
- sorgen Sie ggf. für Reizabschirmung
- spiegeln Sie mit ruhigen Worten dem Betroffenen sein Verhalten

Alltägliche Handlungen können nicht zum Abschluss gebracht werden:

- unterstützen Sie Aktivitäten des täglichen Lebens (ggf. einzelne Tätigkeiten vorstrukturieren (Tages- und Wochenpläne)
- führen Sie bei »Hin- und Herspringen« zwischen verschiedenen Handlungen immer wieder zum ursprünglichen Thema zurück
- vermeiden Sie es Gruppenaktivitäten anzubieten
- bestärken Sie positiv, wenn eine Handlung erfolgreich zum Ende geführt wird

Nähe und Distanz anderer können nicht gewahrt werden:

- entscheiden Sie eine Isolierung, wenn das soziale Verhalten für das Umfeld unerträglich wird
- machen Sie auf Grenzüberschreitungen aufmerksam
- greifen Sie bei Kränkungen ein
- führen Sie keine Regeldiskussionen; weisen Sie darauf hin, dass diese Regeln von autorisierten Personen aufgestellt wurden

5.1.2 Depression

Die Depression hat viele unterschiedliche Gesichter, sie kann einhergehen mit einer leichten gedrückten Stimmung bis hin zum Ausfall jeglicher Gefühlsregungen. Die Gedanken kreisen um die eigene Wertlosigkeit und einer fehlenden nicht zu *erkennenden Zukunftsperspektive*. Dies macht die Störung für die Betroffenen dramatisch und in vielen Fällen existentiell. Zudem sehen sich die Erkrankten mit dem Risiko einer Chronifizierung und einem Suizidrisiko konfrontiert. Für Geflüchtete, die im Zielland angekommen sind und sich erst einmal in Sicherheit wähnen, wird schnell deutlich, dass auch in dieser Situation erneute bedrohliche Unsicherheiten auftauchen können: In erster Instanz bei den Geflüchteten selbst – mit Themen wie Trauer, Angst und Verlust, aber auch bzgl. der Frage nach der eigenen Schuld, die sich durch den Rückblick auf die Erlebnisse im Fluchtprozess ergeben können. In zweiter Instanz mit Blick auf die neuen Lebensbedingungen, mit Implikationen wie Fremdheit, sich unverstanden fühlen, nicht anerkannt werden – bis hin zu Feindseligkeiten aufgrund gesellschaftlicher Haltungsänderungen in der Aufnahmegesellschaft.

Vielleicht stellt sich auch die grundsätzliche Frage, ob es überhaupt die Möglichkeit der *Integration* geben wird.

In der Wissenschaft geht man heute davon aus, dass affektive Störungen *multifaktorielle Ursachen* haben. Meist beobachtet man das Zusammenspiel von genetischen Dispositionen und Umwelteinflüssen. Betrachtet man die Umwelteinflüsse einer Fluchtgeschichte, gewinnt der *stresstheoretische Ansatz* nochmals an Gewicht. So wird offenbar die depressiogene Wirksamkeit eines Lebensereignisses auch durch die individuelle Disposition des betreffenden Menschen bestimmt. Diese *individuelle Disposition* entscheidet, wie verletzlich oder wie widerstandsfähig eine Person auf herausfordernde Ereignisse reagiert.

> Zu kritischen Lebensereignissen zählen gravierende Veränderungen in einem der fünf wichtigsten Lebensbereiche eines Menschen, dies sind: der *Lebensraum*, die *sozialen Beziehungen*, der *Beruf* und die *Gesundheit* sowie *Veränderungen durch andere unvorhergesehene Ereignisse* wie Unfälle oder Todesfälle (vgl. Morgenroth 2015, S. 25).

Bezieht man dies auf die Fluchtgeschichten der Betroffenen, werden die meisten Lebensbereiche maßgeblich während und nach der eigentlichen Flucht durch die Lebens- und Aufenthaltsbedingungen im Zielland berührt.

Vorläufersymptome und Hauptsymptome der Depression

Unter den Vorläufersymptomen befinden sich meist körperliche Beschwerden, die mit einer schwer zu erkennenden Verstimmtheit verknüpft sein können. In den klassischen Diagnosemanualen befinden sich Symptome wie Wertlosigkeit, Formen schuldhafter Überzeugungen und Angst. Im Erleben der Geflüchteten offenbart sich die Umwelt als diffus verändert, bedrohlich und feindselig. Dies hat häufig etwas mit dem Verlust der eigenen Bezugsgruppe, beispielsweise der Familie, zu tun, die einen hohen sozialisierenden und sicherheitsgebenden Stellenwert bei Geflüchteten hat. Betroffene klagen oft über Panikattacken, Angst sich in größeren Menschenmengen aufzuhalten bzw. die Unfähigkeit öffentliche Verkehrsmittel benutzen zu können. Hinzu gesellen sich psychosomatische Symptome wie die nervöse Unruhe, Migräne, Nacken- und Rückenschmerzen, ständige Kopfschmerzen und das Gefühl totaler Erschöpfung.

> Der Einsatz von Pflegeklassifikationen, um den Betreuungszustand bzw. -aufwand festzustellen, ist hilfreich, um wahrgenommene Phänomene einschätzen zu können; allerdings trifft man im Kontakt mit Geflüchteten vielfach auf ein anderes *Krankheitsverständnis bzw. ein anderes Krankheitskonzept* und damit verbunden auf eine fremd anmutende Beschreibung *erlebter Symptome*, die einhergehen kann mit einem anderen, schwierig einzuordnenden nonverbalen Ausdruck.

Zur Gewinnung eines besseren Überblicks kann man die Beschwerden der Depression in drei Kategorien unterteilen:

Gefühle

Niedergeschlagenheit, Angst, Hoffnungslosigkeit, Albträume, quälende Erinnerungen, Aggression, Ungeduld, Wutausbrüche, das Empfinden von Scham und Schuldgefühle.

Gedanken

Interessenlosigkeit, kritische Meinung zur eigenen Person (Schuldgedanken), Konzentrationsschwierigkeiten, unrealistische/übergroße Sorgen, Erinnerungslücken.

Körperliche Beschwerden

Schlaflosigkeit, Müdigkeit, verminderter sowie übersteigerter Appetit, Nervosität, Schwindel, Rückenschmerzen, Kopfschmerzen, Schweißausbrüche, Herzrasen.

Asylsuchenden Menschen geben darüber hinaus weitere spezifische Beschwerden/Verhaltens- und Erlebensweisen zu erkennen:

Unsicherheit, Zukunftsängste, Existenzängste, Angst um Angehörige, Schuldgefühle, überbordende Sorgen, Hoffnungslosigkeit, Desillisioniertheit, Fingernägelkauen, »Leberbrennen« (kulturspezifisch), Haare ausreißen (kulturspezifisch).

Erläuterung kulturspezifischer Phänomene

Oft werden *körperliche Beschwerden* stellvertretend für *psychische Beschwerden* von Migrantinnen und Migranten benannt. Nachfolgend einige kulturspezifische Symptombeschreibungen, die unter anderem in Verbindung mit depressivem Erleben gesehen werden können.

- *Leberbrennen:* Ausdruck für Leid, Sehnsucht und Mitleid. In anderen Kulturen ist der Begriff der Psyche fremd. Aber auch dort gibt es natürlich Menschen, die an einer Depression leiden, aber die Interpretation von Gesundheit und Krankheit ist oft eine andere. Die Betroffenen haben möglicherweise eine andere *Körper-Codierung für Emotionen*. Während bei uns das Herz für Emotionen steht, ist es bei den Arabern die Leber. Jemand, der über eine brennende oder schmerzende Leber berichtet, will mitteilen, dass er traurig ist.
- *Haare ausreißen:* ist eine Verhaltensweise, die am häufigsten bei Frauen vorkommt, die aus dem Nahen und Mittleren Osten kommen. Man kann dies als ein dissoziatives Symptom verstehen; dies bedeutet, dass Betroffene die eigene Person in einer veränderten Qualität des Identitätsbewusstseins und der eigenen personalen Wahrnehmung erleben; zudem kann es zu einem möglichen Kontrollverlust von Körperbewegungen kommen sowie zu Veränderungen der Wahrnehmung unmittelbarer Empfindungen. Ursächlich steht oft der Verlust der Weiblichkeit im Hintergrund, im Kontext erlebter Gewalt, Angst oder Schamgefühle.
- *»Mein Kopf ist weggegangen«* oder *»ich habe meinen Kopf verloren«*: ein Ausdruck aus der kurdischen Sprache. Äußern dies Betroffe-

ne, meinen Sie nicht ausschließlich die körperlichen Symptome von Kopfschmerzen, vielmehr auftretende Sorgen, Verwirrungen, quälende Gedanken oder auch innere Unruhe und Getrieben sein.
- *Rückenschmerzen:* für dieses Symptom können auch familiäre Konflikte, Rollenkonfusionen (Konfrontation mit westlichen Rollenerwartungen – männliche oder weiblich Rolle des Herkunftslandes) sowie allgemeine Sorgen sein (vgl. Demir 2015)

Scham-/Schuldkultur und psychische Erkrankung

Oft sind Geflüchtete im Rahmen einer *Schamkultur* sozialisiert worden, dies bedeutet, dass in der jeweiligen Herkunftsgesellschaft die öffentliche Wertschätzung des sozialen Umfeldes eine hohe Bedeutung hat. Das *Ansehen der Gemeinschaft* ist wichtiger als das Ansehen des Einzelnen. In diesem Sinne geht es bei Verfehlungen oder Abweichungen sozialen Verhaltens nicht darum, wer etwa schuld ist oder ob man sich schuldig gemacht hat, sondern welche Konsequenzen das Verhalten des Einzelnen für die Reputation der eigenen *Peergroup* hat. Damit ist auch der *Ehrbegriff* verbunden.

In der *Schuldkultur* hingegen, häufig in der westlichen Hemisphäre der Welt zu finden, gilt die Sorge der Menschen weniger der eigenen Ehre, sondern der Begleichung der eigenen Schuld, also der Sühne. Bezüglich der Schuldkultur sind das Gewissen und der vorgegebene Maßstab entscheidend, *in der Schamkultur ist der Maßstab die Gesellschaft*. Bezieht man dies auf dem Umstand einer psychischen Erkrankung, kann ein offener Umgang damit die Reputation der gesamten Familie infrage stellen; deshalb müssen die wahrgenommenen psychischen Beeinträchtigungen *anders erklärt und ausgedrückt* werden. Die Betroffenen wählen dann eine gesellschaftlich angepasste Form der Symptombeschreibung einer Erkrankung, und dies kann beispielsweise der Ausdruck körperlicher Symptome sein, die stellvertretend für depressive Phänomene stehen (vgl. Schirrmacher 2001).

Kulturelle Unterschiede in der Wahrnehmung depressiver Phänomene

Depressives Verhalten kann in die drei Kategorien *Affekt, Verhaltensstörung und somatische Beschwerden* eingeteilt werden. Dies bestimmt maßgeblich die Blickrichtung Pflegender, wenn diese versuchen Pflegephänomene wahrzunehmen. In unserem Kulturkreis werden die Hauptphänomene depressiven Verhaltens der Veränderung des Affektes zugeschrieben. In anderen Kulturen haben sich andere Verhaltensmuster ausgeprägt. Deshalb ist es wichtig, nicht ausschließlich auf die Phänomene des Affektes zu achten, sondern auch auf die Affekte *der Stimmung, des Antriebs und vor allem des Leiberlebens*. Depressives Verhalten bezieht sich in Europa oft auf eine gedrückte, traurige Stimmung, die in einer sehr ausgeprägten Form zum völligen Verlust des Gefühlslebens führen kann. In außereuropäischen Teilen der Welt sind es eher ängstlich-bedrückte, traurig-gereizte, dysphorische Stimmungslagen oder auch expressiv und dramatisch wahrnehmbare psychische Zustände. Hinzu kommt die Darbietung vegetativer Störungen wie Kopfschmerzen, Schwindel, Durchfall, Schlafstörungen. Abhängig vom jeweiligen Medizinsystem werden psychische Beschwerden eher mit körperlichen bzw. den vertrauten Krankheitsbildern in Verbindung gebracht (vgl. Machleidt et al. 2011).

> In den westlichen Kulturen geraten Patienten, wenn sie depressiv erkranken, oft in eine Art Schulderleben, sie erleben die Reduktion des Selbstwertes und der Versündigung. In einigen außereuropäischen Kulturen herrschen diesbezüglich eher magische Vorstellungen, die depressives Verhalten erklärbar machen und sich dann in psychosomatischen Beschwerden äußern können. Dies alles macht deutlich, dass die Art und Weise, wie sich eine Erkrankung zeigt, von der jeweiligen Kultur abhängig ist.

Umgang und Pflege

Der Umgang mit depressiven Anteilen menschlichen Verhaltens setzt ein hohes Einfühlungsvermögen voraus und gleichzeitig eine innere Gelassenheit, besprochene Themen nicht zu sehr auf sich selbst zu beziehen. Die Betroffenen befinden sich in einer inneren Fixierung, die sie daran hindert, sich emotional adäquat an sozialen Interaktionen zu beteiligen. Es entsteht der Eindruck, dass man durch die äußere Schale nicht zu demjenigen vordringen kann.

Bei Geflüchteten besteht meist die Schwierigkeit, dass eine sprachliche Kommunikation erschwert ist. Das Ziel eines pflegerischen Erstgespräches ist der Versuch, die Betroffenen über die Erkrankung beziehungsweise die Phänomene zu informieren, aufzuklären und Sicherheit zu geben.

> Ist eine sprachliche Verständigung zum Teil eingeschränkt, gibt es die Möglichkeit mit Wort-Satzlisten und Piktogrammen auftretende Schwierigkeiten zu überbrücken.

Gemeinsames praktisches Tun und Hilfen im Alltag

Geflüchtete tragen in Ihrem »seelischen Rucksack« viele Anforderungen, denen Sie nicht mehr gewachsen sind. Gleichzeitig besteht oft das Gefühl, vor einem Berg ungeklärter Dinge zu stehen und hierfür nicht mehr genug inneren Antrieb zu besitzen. So befinden sie sich in einem Dilemma. In dem akuten Stadium der Erkrankung geht es deshalb vor allem um die Entlastung, hierzu gehört das Bereitstellen von Rückzugsmöglichkeiten mit einem gleichzeitig begleitenden, unaufdringlichen Gesprächsangebot der Pflege. Es gilt zu signalisieren, dass Gesprächspartner da sind und bei Bedarf kontaktiert werden können. Festgelegte Zeitabstände, in denen man die Befindlichkeit abfragt, geben Halt. Hierfür eignet sich am besten das System der Bezugspflege; es erhält die notwendige Kontinuität aufrecht, die Geflüchtete in Ihrer Krankheitsphase benötigen. Und es unterstützt die Gewissheit, eine Pflegeperson in der Verantwortlichkeit für die eigenen Anliegen zu erleben. Für

Menschen, die entwurzelt wurden, ist dies die fördernde Erfahrung, wieder im psychosozialen Umfeld Vertrauen und Regelmäßigkeit wahrzunehmen.

Es gilt darauf zu achten, dass die Phase, in der Rückzug ein wesentlicher Bestandteil ist, nicht zu lange andauert. Die Einladung zu begrenzten Interaktionsmöglichkeiten kann dies verhindern. Dies kann ein gemeinsamer Spaziergang sein, ein Besuch in der Cafeteria, Gesellschaftsspiele und gemeinsames Kochen bieten sich an. Zu bedenken ist, dass depressiv erkrankte Menschen neben der Antriebsschwäche auch unter Konzentrations- und Gedächtnisstörungen leiden können.

> Pflegende benötigen eine nachhaltige Motivationsfähigkeit, da Betroffene oft krankheitsbedingt abweisend reagieren. Es fehlt meist der Antrieb, auch wenn der Wunsch besteht, einem gemeinsamen Angebot nachzukommen. Um Betroffene zu aktivieren, ist es von zentraler Bedeutung, *interessante* Angebote zu machen. Um diese zu identifizieren, können Informationen des pflegerischen Erstgesprächs hilfreich sein.

Schlafstörungen

Alternativ zu der Einnahme von Medikamenten gibt es einfache Strategien, die man Betroffenen empfehlen kann:

1. Den Schlafrhythmus finden, indem man jeden Tag um die gleiche Zeit zu Bett geht. Das trainiert den Körper, zu einer bestimmten Uhrzeit schlafbereit zu sein.
2. Ruhige und vor allem kurze Tätigkeiten regelmäßig vor dem Zubettgehen durchführen (Tee trinken, Lesen, Musik hören).

Quälende Gedanken

Bei geflüchteten Menschen kehren oft die belastenden Erinnerungen zurück, die während der Flucht erlebt wurden, zudem kommen Zukunftsängste auf, die als quälend erlebt werden. Diesbezüglich können Pflegende Betroffene anleiten, die eigene Wahrnehmung zu fokussieren. Ziel dieser in den Alltag integrierbaren Übungen ist es, den Erkrankten im Hier und Jetzt zu verorten, um sich von belastenden Gedanken zumindest phasenweise distanzieren zu können. Dies können Betroffene erreichen, indem sie ihre Sinne und Aufmerksamkeit auf die jeweils aktuell erlebte positive Situation richten.

Antriebsmangel

Regelmäßige Bewegung hat Einfluss auf unser seelisches Wohlbefinden. In Phasen erlebter Antriebsschwäche fällt es Patientinnen und Patienten schwer in Bewegung zu kommen. Deshalb sollte jede Form der Aktivierung genutzt werden.

Aktivierungsmöglichkeiten sind u. a.:

- Spaziergänge
- Treppensteigen
- Singen
- Putzen
- körperliche Arbeit
- Joggen
- Ballspiele
- Tanzen
- Radfahren
- ggf. Krafttraining (z. B. Liegestütze, Kniebeuge, Stretching)

Suizidgefahr

Diese spielt bei geflüchteten Menschen für die betreuende Pflege eine wichtige Rolle. Die Sicherheit des Betroffenen hat oberste Priorität; umso mehr gilt die Pflicht, auf Anzeichen einer drohenden Suizidgefahr zu achten. Hier kann die Information über den Aufenthaltsstatus von zentraler Bedeutung sein.

Als besondere Stress auslösende Gefährdungsfaktoren gelten lange Asylverfahren, Einsamkeit, Isolation, Verlust von Angehörigen, Beziehungsprobleme, häufiger Transfer zwischen verschiedenen Aufnahmeeinrichtungen und fehlende Rückzugsmöglichkeiten.

Bestätigt sich der Eindruck, dass ein Suizidrisiko bestehen könnte, sollte man diese Annahme dem Betroffenen transparent machen und die Sorgen mitteilen. Bei einem Suizidrisiko sind folgende Maßnahmen für den Betroffenen abzuleiten:

- Engmaschige Beobachtung, möglicherweise 15-minütig,
- den Betroffenen bitten, sich im Sichtbereich aufzuhalten,
- möglicherweise die Verlegung in einen besonderen Überwachungsraum,
- gefährliche Gegenstände aus dem Umfeld des Patienten zu entfernen (Gürtel, Scheren, Messer, Rasierklingen, Glas, Spiegel etc.),
- bei verordneten Medikamenten verstärkt auf die Einnahme achten (Gefahr der Sammel-Intoxikation),
- mögliche Verletzungen mit Pflaster statt mit Mullbinden versorgen (Strangulationsgefahr).

> Die beschriebenen Maßnahmen greifen massiv in die Bewegungsfreiheit der Betroffenen ein und können die aufgebaute Pflegebeziehung gefährden. Daher ist es wichtig, diese unter der Maßgabe der Sorge und Transparenz um den Betroffenen zu initiieren. Geflüchtete können in rigiden, kontrollierenden und für sie unklaren Situationen an bereits ähnlich erlebte Situationen erinnert werden.

5.1.3 Angststörungen

Neben einer posttraumatischen Belastungsstörung (s. u.) bestehen bei Geflüchteten sehr häufig Angststörungen, die oft auch als *Traumafolgestörungen* gesehen werden können. Aber dies gilt nicht ausschließlich, denn am Zielort führen der Aufenthalt in Sammelunterkünften, Schwierigkeiten im Umgang mit Behörden wegen sprachlich-kultureller Barrieren, die Zuweisung des Wohnorts mit einer eingeschränkten Reisefreiheit, häufig fehlende Arbeitserlaubnis, Abhängigkeit von Sozialleistungen, fehlende Zukunftsperspektiven und drohende Abschiebung trotz langjährigen Aufenthalts zu Stress, der diese Störung *hervorrufen* kann.

Das Phänomen Angst

Angst ist ein Grundgefühl des Menschen, sie ist ein fester Bestandteil menschlicher Existenz. Man betrachtet das Phänomen Angst als eine psychische Grundfunktion; sie zeigt uns unsere persönlichen Grenzen auf und lässt uns Abhängigkeiten erleben. Die Angst tritt immer dann auf, wenn das eigene Ich bedroht zu sein scheint. Sie ist ein überlebenswichtiges Alarmsignal und warnt uns vor Gefahren. Sie leitet Impulse unseres Körpers ein, um in Gefährdungssituationen reagieren zu können, aber sie kann auch lähmen und uns an den Rand der Kontrolle und der Steuerung des eigenen Ichs bringen.

Leiden Geflüchtete an Angstzuständen, handelt es sich oft um Zukunftsängste, Existenzängste und Angst um die Angehörigen, häufig verbunden mit Schuldgefühlen, dass diese in der Krisensituation zurückgelassen wurden.

Angst hat Auswirkungen auf:

- die allgemeine Erscheinung (Gesichtsausdruck, Körperhaltung)
- Kommunikationsmuster (Gesprächsinhalte, Gedanken- und Redefluss)
- das Verhalten gegenüber Pflegenden und Angehörigen
- das Essverhalten und den Ernährungszustand
- das Ruhe- und Schlafverhalten
- die Wahrnehmung der persönlichen Hygiene
- Bewegung, Aktivität

Im Umgang mit Alltagssituationen sind folgende Pflegephänomene beobachtbar, die Hinweise auf pflegerische Interventionsmöglichkeiten geben:

- Steigerung der Aktivität wie Ruhelosigkeit, erhöhter Alkohol-, Nikotin- oder Drogenkonsum, aggressives Verhalten
- Passivität, Blockierung, sozialer Rückzug, depressives Verhalten
- Somatisierungen wie Kopfschmerzen, Luftnot, allergische Hautreaktionen, Menstruationsbeschwerden, Anorexie (vgl. Käppeli 2001)

Ängste erkennen und wahrnehmen

Im ersten Schritt ist es wichtig notwendige Informationen vom Patienten zu erhalten. In der Regel verfügen Pflegekräfte über eine Pflegeanamnese, die den Bereich Angst abbildet. Gerade bei geflüchteten Menschen ist die Beurteilung der *aktuellen Lebenssituation* sehr wichtig, die Pflegekräfte müssen zwingend die üblichen Beurteilungskriterien flexibel auf die jeweilige Flucht und Lebenssituation anpassen, die üblichen Routinen existieren zu diesem Thema nicht.

Um die aktuellen Lebenssituationen der Betroffenen im Ansatz verstehen zu können, ist neben der Verwendung einer Pflegeanamnese die Anwendung des »Kieler Interviewleitfadens« (zip-Kiel o. j.) sinnvoll, der den Erstkontakt zu Geflüchteten gestaltbarer macht. Dieser Interviewleitfaden bietet Anhaltspunkte für ein *frei geführtes Gespräch* und ist nicht so zu verstehen, dass alle Punkte in der Reihenfolge abgearbeitet werden müssen. Er dient vielmehr der eigenen Vergewisserung relevanter Themenbereiche für die Betreuung. Hieraus entsteht ein tieferes Verständnis, um daraus wirksame Pflegeinterventionen ableiten zu können.

Darüber hinaus gibt es unterschiedliche Skalen analog der Schmerzerfassung, um den Angstlevel einzuschätzen. Die entsprechenden Instrumente zur Einschätzung sind als Hilfsmittel zu betrachten und sollten sehr behutsam eingesetzt werden.

Folgende Assesments eignen sich um das Angsterleben sprachlich zu erfassen:

- Spielberger State Trait Anxiety Inventory (STAI)
- Hospital Anxiety and Depression Scale (HADS)
- Angstsubskala des Brief Symptom Inventory (BSI)
- Beck Angst-Inventar (BAI)

Alternativen mit nur einer einzigen Fragestellung bieten:

- Die visuelle Analogskala (VAS)
- Die numerische Rating-Skala (NRS)
- Die Faces Anxiety Scale, eine Gesichter Skala für Angsterleben

> - Seien Sie im Pflegealltag *angstbewusst*, achten Sie darauf, ob ein Patient Angst empfindet und sprechen Sie ihn behutsam darauf an.
> - Beachten Sie den Gesichtsausdruck Ihrer Patienten.
> - Seien Sie hellhörig: Worte können auf Angst hinweisen.
> - Seien Sie präsent, zeigen Sie Interesse am Erleben Ihrer Patienten.
> - Sorgen Sie für eine angstfreie Atmosphäre.
> - Bringen Sie wissenschaftlich belegte angstvorbeugende und -reduzierende Interventionen in ihr Pflegehandeln ein, beispielsweise Musik abspielen oder Entspannungsübungen.
> - Berücksichtigen Sie, dass sich Menschen im Krankenhaus in einer Ausnahmesituation befinden: Daher sind sie verletzlicher und angstvoller als im Alltag (vgl. Fumasoli et al. 2012).

Ängste ansprechen

Geht es um die positive Bewältigung der Angst, ist es ratsam, diese erst einmal zuzulassen. Ist eine sprachliche Kommunikation mit den Betroffenen möglich, geht es im ersten Schritt darum zuzuhören, das Gespräch in Gang zu bringen und zu halten, Angst und auch die damit verbundenen Zweifel wahrzunehmen und die Betroffene darin zu unterstützen, ihre Gefühle äußern zu können. Vorschnelle Lösungsangebote gilt es zu vermeiden! In Pflegegesprächen geht es um ein Suchen nach den Gedanken, die angstauslösend sind, diese in Worte zu fassen, auszusprechen und zu sammeln, um eine innere Struktur zu ermöglichen damit die Ängste zu einer veränderbaren Furcht werden.

Sicherheit vermitteln

Sicherheit hat gerade für Geflüchtete aus nachvollziehbaren Gründen eine sehr hohe Bedeutung. Ein wesentlicher Teil von Sicherheit ist die Transparenz, bei der es um Informationen über die Entstehung der Angst geht. Es ist sinnvoll, die grundlegende Haltung zu vermitteln, dass die Angstgefühle aufgrund der herausfordernden Lebensbedingungen von Geflüchteten »normal« sind. Oft lösen Veränderungen jeglicher Art bei fast allen Menschen zumindest ein Gefühl des Unbehagens und der Unsicherheit aus. Ein Verweis auf die *vorhandenen Ressourcen der Geflüchteten* ist wichtig, denn bis zu dem angsterfüllten psychischen Zustand der Betroffenen hatte deren Angst in vielen Situationen auch die Funktion, *das Überleben und weiterkommen zu sichern*. Dies betont, dass die Angst auch eine Stärke darstellen kann, bevor sie im Rahmen einer Angststörung zur Beeinträchtigung im Leben geführt hat. In der Betreuung geht es darum die Bedingungen zu schaffen, damit die Konfrontation mit den eigenen Ängsten gelingt und diese bewältigt werden können.

Folgende *Beziehungsmotive* können eine Relevanz haben, die durch das Verhalten der Pflegekraft Berücksichtigung finden sollten:

- Anerkennung
- Wichtigkeit
- Verlässlichkeit
- Solidarität
- Autonomie (vgl. Sachse 2009)

Um Sicherheit zu vermitteln, ist *Beruhigung* eine wichtige Pflegeintervention. Hierzu gibt es fünf Pflegeinterventionskategorien:

1. *Voraussagen schaffen*: Die Pflegenden geben die Zusicherung, dass die Betroffene oder der Betroffene sicherer ist als sie meinen, sie geben optimistische oder sicherheitsorientierte Informationen.
2. *Unterstützung geben*: Die Pflegenden zeigen, dass sie unterstützen und umsorgen, sie vermitteln verbal oder averbal Nähe, nehmen Anteil.
3. *Selbstkontrolle des Patienten fördern*: Die Pflegenden geben Anleitung zur Entspannung.
4. *Ablenkung*: Die Pflegenden versuchen, von der störenden Situation abzulenken, was allerdings die Sicht der Patientinnen und Patienten zum Problem nicht verändert, ihnen aber etwas Distanz zur Angst geben kann.
5. *Direktes Tun*: Die Pflegenden ermuntern zum Erledigen von Dingen, welche eine volle Konzentration erfordern und/oder beruhigen (vgl. Käppeli 2001).

Hoffnung und Zuversicht geben

Ein Gegengewicht zur Angst stellt die *Hoffnung* dar; spricht man mit Angstpatienten, so wird das Aufrechterhalten von Hoffnung als starke Waffe gegen die erlebte Ängstlichkeit angeführt. Zu hoffen bedeutet, nicht immer nur an die schnelle Besserung zu glauben, sondern vielleicht auch nur zu lindern oder zu verbessern; oft geht es nur darum, sich nicht alleine zu fühlen. Spirituelle Menschen finden häufig Entlastung in ihrem Glauben.

5.2 Traumatisierung

Die alltägliche Begleitung von Geflüchteten ist äußerst komplex. Die Wahl der Vorgehensweisen und Mittel ist zudem abhängig vom jeweiligen Gesamtzusammenhang. So ist die Zahl der möglichen Interventionen und Angebote bei einem längeren stationären Aufenthalt in einer psychiatrischen Klinik sicherlich größer als die im Kontext einer Begegnung in somatischen Krankenhäusern.

Dennoch gibt es allgemein gültige Empfehlungen, die eine erste Orientierung geben können. Weitergehende therapeutische/pädagogische/pflegerische Maßnahmen sind dann vom Einzelfall abhängig.

> »Wenn wir von traumatisierten Flüchtlingen sprechen, sollten wir uns dessen bewusst sein, dass es hier nicht nur um eine ‚psychische Krankheit‘ oder eine Symptomatik geht, sondern um Menschenrechtsverletzungen« (Schneck 2015, S. 2).

Positive Alternativverfahren

Personen, die sich über einen so langen Zeitraum in schweren und desolaten Verhältnissen befinden, sind auf soziale Ressourcen angewiesen, welche als positive Gegenhorizonte eine stabile psychosoziale Geborgenheit verbürgen. Sie benötigen »schützende Inselerfahrungen« (Gahleitner 2005, S. 63), die emotional korrigierend wirken. Es bedarf folglich alternativer, anderer und zudem heilender Erfahrungen, bezogen auf die hoch belastenden oder traumatisierenden Erfahrungen. »Gelungene Beziehungssituationen werden auf diese Weise – ähnlich wie in der Kindheitsentwicklung – Stück für Stück zu einem grundlegenden Prinzip der dann folgenden Entwicklung. Traumatisierte Geflüchtete brauchen daher nicht immer sofort eine Psychotherapie. In jedem Fall aber brauchen sie positive Alternativverfahren, (…), also Räume des Verstehens und des immer wieder neuen Anknüpfens an eine konstruktive Veränderungsmöglichkeit« (Gahleitner, Zimmermann & Zito 2017, S. 22 f.).

Ansatzpunkte für eine Intervention

Schmid (2010, S. 47) sieht gleich mehrere Ebenen der zielführenden Begleitung von Geflüchteten:

- Vermittlung eines sicheren Ortes zur Vermeidung von Retraumatisierungen und zur Stabilisierung der Betroffenen
- Angebot von hoffnungsvollen Bindungen
- Verbesserung der Emotionsregulation
- Überwindung der Selbstunwirksamkeitserwartung durch Teilhabe und Aufbau von sozialen Fertigkeiten und sozialen Schemata
- Verbesserung der Selbst-, Fremd- und Körperwahrnehmung und damit einer Reduktion der Dissoziationsneigung
- Förderung von dynamischen Resilienzfaktoren.

Wenig beachtet

Resilienzfaktoren wie Widerstandskraft, Anpassungskraft und Veränderungskraft spielen bei der Verarbeitung und Verstärkung von Traumata eine wichtige Rolle. Resilienz ist ein Merkmal einer Person, welche sie befähigt, unbeschadet aus Belastungen hervorzugehen. Resilienzfaktoren und Ressourcen der Flüchtlinge werden bisher wenig beachtet, Flüchtlinge können alleine durch die Nichtbeachtung dieser Faktoren auf lange Sicht destabilisiert werden (Molter 2016, S. 261).

Respektvolle Haltung

Unabhängig von der Frage, an welchem Ort wir Geflüchteten begegnen und in welchem zeitlichen Umfang dies geschieht: Die unmittelbare Begegnung sollte sich an bestimmten Prinzipien orientieren.

Eine respektvolle Haltung findet ihren Ausdruck u. a. in (vgl. Schneck 2015, S. 4):

- Dem Vermeiden jedweder Schuldzuweisungen,
- dem Bemühen, den Menschen dort abzuholen, wo er steht (der Betroffene darf selbst entscheiden, ob er Hilfe annehmen will),
- der Grundhaltung, traumatisierte Geflüchtete nicht nur als Opfer, vielmehr auch als Überlebende zu sehen, die es geschafft haben, den Versuch zu unternehmen, sich in Sicherheit zu begeben.

Schneck (vgl. 2015, S. 5) gibt Empfehlungen, wie sich Helfende im Kontakt mit Geflüchteten verhalten sollten/könnten; diese richten sich primär an Nicht-Professionelle, sind aber für alle Berufsgruppen im psychoszialen und medizinischen Kontext von Belang und sehr wertvoll:

- *Zuhören können*: d. h. darauf eingehen, wenn der Betroffene etwas über seine Erlebnisse und Erfahrungen erzählen möchte.
- *Ein Gesprächsangebot machen*: nicht abwiegeln, aber auch nicht drängeln.
- *Geduld haben*: gelassen reagieren und sich ausreichend Zeit lassen.
- *Informationen und Erklärung geben*: Werden psychosomatische und psychische Symptome wahrgenommen, ist es wichtig, die Symptome und Beschwerden als normale Reaktion auf all das Schlimme einzuordnen, was die Person erlebt hat. Dies gilt auch für Gefühlsausbrüche und angstmachende Gedanken, wie »verrückt zu werden«.
- *Entspannungsmöglichkeiten fördern*
- *Normalität herstellen und wiederfinden*: Unterstützung des Betroffenen bei der Planung »normaler« Tagesabläufe, mit Einkauf, Freizeit und sozialen Kontakten.
- *Selbstwertgefühl stärken*: z. B. dadurch, dass man Anerkennung dafür signalisiert, was jemand in der Vergangenheit geleistet hat.
- *Selbstwirksamkeit stärken*: jemanden also unterstützen, aber ihm nicht zu viel abnehmen; stets darauf hinarbeiten, dass durch die Unterstützung für den Betroffenen eigene kleine Handlungsspielräume eröffnet werden.

- *Gegen Generalisierungen arbeiten*: d. h. extreme Bewertungen, wie »alles«, »nichts«, »immer« oder »nie« aufgreifen und anhand von Alternativbeispielen relativieren.

Es sollte unter allen Umständen vermieden werden (vgl. a. a. O., S. 6):

- Alles ganz genau wissen zu wollen, kann unter Umständen das Trauma reaktivieren; Wenn jemand von selbst traumatische Erlebnisse anspricht, ist dagegen nichts einzuwenden. Zuhören ist gut, detaillierte Nachfragen außerhalb eines klar therapeutischen Settings sind meist nicht hilfreich.
- »Überschütten« kann Kontrollverlust bewirken. Im Besonderen traumatisierte Menschen sollten nicht erneut erfahren, keine Kontrolle darüber zu haben, was mit ihnen geschieht.
- Bevormunden würde eine erneute Opfer-Erfahrung bedeuten.
- Unmögliches versprechen: werden Versprechungen gemacht, die nicht zu halten sind, ist niemandem geholfen.
- Gemeinsames Erstarren: Erleben sich Helfende angesichts des von Geflüchteten Erlebten hoffnungslos, ohnmächtig und kraftlos, scheint sich das Trauma auf diese zu übertragen. Hier ist dringend Supervision nötig.

Strategien zur Selbstberuhigung und Distanzierung

Von einer Traumafolgestörung betroffenen Geflüchteten sollten möglichst Techniken vermittelt werden, die es ihnen erlauben, wieder Kontrolle zu erlangen, Symptomen nicht hilflos ausgeliefert zu sein und sich selbst beruhigen zu können, sich z. B. von belastenden Bildern zu distanzieren. Gahleitner, Zimmermann und Zito (2017, S. 63–78) unterbreiten diesbezüglich zahlreiche wertvolle Vorschläge, deren Einsatz sich – so organisatorisch möglich – empfiehlt.
Dazu gehören u. a.:

- Der Brief an sich selbst aus besseren Zeiten als Brücke zu mehr Zuversicht.

- Die 5-4-3-2-1-Übung (Klienten benennen zunächst fünf Dinge im Raum, die sie sehen; danach fünf Dinge, die sie hören. Als nächstes wird nach vier Dingen gefragt, die sie sehen bzw. hören, ... dann nach drei, dann zwei, dann einem. Effekt: die Klienten ›landen‹ in der Gegenwart).
- Körperübungen (z. B. mit festem Schritt durch den Raum gehen, um die Füße auf dem Boden zu spüren, ... sich strecken und ausschütteln. Effekt: Befreiung von belastenden Gefühlen und Gedanken.
- Verschiedene Zähl- und Rechenaufgaben (je nach mathematischen Fähigkeiten).
- ABC-Aufgaben (für Menschen, die des Schreibens mächtig sind; den Buchstaben des Alphabets werden Begriffe aus einem bestimmten, wohltuenden Umfeld zugeordnet.

Bei Panik und Hyperventilation könnten die folgenden Atemübungen Linderung verschaffen (Koll-Krüsmann 2016, S. 17):

- Mit den Händen einen Trichter formen und dann in die »Hand-Tüte« ein- und ausatmen.
- Zählen bei der Atmung: eins, zwei bei der Einatmung und eins, zwei, drei bei der Ausatmung.
- In einen Gefrierbeutel ein- und ausatmen.

> Im Kontakt mit traumatisierten Geflüchteten steht zunächst das Schaffen einer sicheren Umgebung und vertrauensvollen Beziehung im Vordergrund. Sie sollten Sicherheit, Ruhe und Struktur vermittelt bekommen. Die benannten Symptome und Probleme sollten immer ernst genommen werden, auch wenn sie auf eine aus unserer Sicht nicht übliche oder befremdliche Art und Weise beschrieben werden.

6 Herausforderung Kommunikation

Die Art und Weise, wie wir kommunizieren, entscheidet, ob wir im sozialen Miteinander zufrieden, erfolgreich oder frustriert sind, ob uns Anerkennung widerfährt oder ob wir auf Ablehnung und Konflikte in sozialen Situationen treffen. Zum Thema Kommunikation gibt es ganze Berufssparten; Trainer, Lehrer und Berater, wollen uns helfen verständlicher und klarer zu kommunizieren. Der Mensch ist als soziales Wesen existenziell auf gelingende Kommunikation angewiesen, jedoch ist eine verständliche Kommunikation nicht selbstverständlich. Es ist eine noch größere Anforderung, mit Menschen aus anderen Kulturen zu kommunizieren (vgl. von Bose 2014). Bei Begegnungen, in denen wir den *kulturellen Code* nicht kennen, treten rasch Irritationen und Missverständnisse auf, die Pflegende und andere Berufsgruppen auf dem Hintergrund ihres stressreichen beruflichen Alltags schnell in die Situation der kommunikativen Überforderung drängt.

6.1 Kommunikation mit Geflüchteten

Eine zielführende Kommunikation hängt sicherlich zunächst von den vorzufindenden Rahmenbedingungen ab: Bei der Begleitung einer Person, die unsere Sprache nicht spricht und gerade aus einem Krisengebiet nach Deutschland gekommen ist, wird man zur Erreichung minimaler Ziele (erstes Kennenlernen) sicherlich auf den Einsatz von Dolmetschern, Piktogrammen und anderen Hilfsmitteln angewiesen sein, um zumindest eine Idee zu entwickeln, in welcher Situation sich das Gegenüber befindet. Weilt die betreffende Person schon einen gewissen Zeitraum im Zielland und kann erste Erfolge im Spracherwerb verzeichnen, ergeben sich bessere Möglichkeiten.

Entscheidend ist in allen Situationen die Grundhaltung, die innere Einstellung, da sie den Kontakt in entscheidender Weise – selbst bei rudimentärem Austausch – prägt.

Die Prinzipien der interkulturellen Kommunikation kommen hier sinnvollerweise ins Spiel.

In der Interaktion mit Menschen aus anderen kulturellen Räumen machen wir die Erfahrung, dass sich nicht nur die Sprache unterscheidet, sondern auch bestimmte kulturelle Muster und Verhaltensweisen, die uns selbstverständlich vorkommen, offensichtlich nicht überall in gleicher Weise gelten. Durch fehlendes Wissen und mangelhaftes Verständnis für andere Kulturen können Missverständnisse oder sogar Konflikte entstehen. Die Kommunikation zwischen Menschen unterschiedlicher Kulturen ist daher nicht nur aufgrund unterschiedlicher Sprachen recht schwierig, sondern auch, weil die jeweiligen kulturellen Standards den Ablauf beeinflussen. Daher ist für den Erfolg der interkulturellen Kommunikation von großer Bedeutung, dass man sich dieser Verschiedenheiten bewusst ist (vgl. IKUD 2011). Zum Teil erhebliche Unterschiede in Bezug auf diese kulturellen Standards sind u. a. zu beobachten im Zusammenhang mit Begrüßungsritualen allgemein, den Geschlechterrollen, der Gestaltung von Nähe und Distanz, dem Verständnis von Scham, familiären Geboten und Tabus, der Bedeutung von Religion und dem Umgang mit Krankheit (vgl. von Bose 2014).

Hilfreich ist es, sich die Bedeutung des Begriffs Kultur grundsätzlich zu vergegenwärtigen und diesen kritisch zu reflektieren. Nationale Grenzen verlieren mehr und mehr an Bedeutung, was zur Folge hat, dass sich der Austausch von Kulturen, Wertmustern und Verhaltensnormen beschleunigt. Die damit verbundene wachsende kulturelle Ausdifferenzierung der Gesellschaft wird zu einer der zentralen Existenzfragen der Demokratie. Kulturen treten in der modernen Welt in vielfältiger Weise miteinander in Verbindung: durch Kommunikation, durch Reisen, durch Zusammenarbeit in Politik und Wirtschaft, durch Migration. Hierdurch werden Elemente anderer Kulturen häufig geradezu automatisch in die eigene integriert und schaffen eine Vielfalt von Werte- und Verhaltensmustern. Gleichzeitig ist jede Kultur – auch in der Fremde – bestrebt, sich ihre Eigenart zu bewahren: Kulturen stehen also auch im Wettbewerb um die universelle Gültigkeit ihrer Werte. Wachsende Vielfältigkeit wird dabei oft nicht als Bereicherung, sondern als Verunsicherung und Entfremdung erlebt. Der Zuwachs an politischer, kultureller und ethnischer Vielfalt weckt die Nachfrage nach interkulturellen Kompetenzen, um mit diesem neuen Reichtum umgehen zu können (vgl. Thiesen o. J.).

Thomas & Hegemann (1996, S. 174) führen hierzu aus: »Kultur ist ein universelles, für eine Gesellschaft, Nation Organisation und Gruppe typisches Orientierungssystem. Dieses Orientierungssystem wird aus spezifischen Symbolen gebildet (z. B. Sprache, bedeutungshaltige Zeichen, typische Verhaltensweisen) und in der jeweiligen Gesellschaft, Organisation, Gruppe tradiert. Es beeinflusst das Wahrnehmen, Denken, Werten und Handeln aller Mitglieder und definiert somit deren Zugehörigkeit zur Gesellschaft. Das Orientierungssystem ermöglicht den Mitgliedern der Gesellschaft ihre ganz eigene Umweltbewältigung, es erlaubt eine rasche Kommunikation, erleichtert die Orientierung in komplexen sozialen Feldern und fördert die reibungslose und effektive interpersonale Kooperation.«

Der Begriff »Interkulturalität« bezieht sich nicht nur auf das Agieren von Teilnehmern verschiedener Kulturen, sondern auch auf die daraus entstehende Eigendynamik und den Umgang mit dieser. »Die Eigendynamik ist schwer vorhersehbar, da sie von den ganz persönlichen Interpretationen des Gegenübers abhängt. Jeder Einzelne interpretiert aus seiner eigenen kulturellen und persönlichen Identität heraus das Verhalten des anderen, welcher wiederum entsprechend reagiert und agiert« (Thiesen o. J., S. 1).

Betrachtet man Kultur als Eisberg, erschließen sich für die Begegnung mit Menschen aus anderen Kulturen wesentliche Punkte: Das Modell geht davon aus, dass ähnlich wie bei einem Eisberg nur ein kleiner Teil der Botschaft, nämlich 20 %, direkt wahrnehmbar sind. In diesen 20 % sind Sachinformationen enthalten: Zahlen, Daten und Fakten.

Der weitaus größere Teil, die restlichen 80 %, werden jedoch versteckt auf der Beziehungsebene übertragen. Diese Informationen ergänzen die Informationen der Sachebene und beeinflussen so die Botschaft. Auf der Beziehungsebene geht es häufig um Stimmungen, Gefühle und Wertvorstellungen, die durch Mimik, Gestik oder den Tonfall übertragen werden.

Das Bild des Eisbergs wird im wissenschaftlichen Diskurs zu den Themen »Interkulturelle Kommunikation« oder »Interkultureller Kompetenzerwerb« verschiedentlich zur Darstellung und Verdeutlichung potentieller Gefahren und Schwierigkeiten herangezogen. Eigentlich dem Freud'schen Schichtenmodell zur menschlichen Psyche entlehnt, wird, was bei Freud dem Bewussten angehört, hier als sichtbare, explizite Kultur verstanden, sowie das Unbewusste als unsichtbare, implizite Kultur. Das Vorbewusste wird als gerade unterhalb der Wasseroberfläche, als das etwas Verzerrte, Verschwommene und nur beim genauen Hinsehen Erkennbare der Kultur entschlüsselt (Gemeinhardt o. J., S. 4 f.).

Kasten 1: Das Eisberg-Modell, Quelle: Gemeinhardt o. J., S. 5

> **Dinge, die man klar sieht und versteht: explizite Kultur**
> Essen, Sport, Musik, Kleidung, Symbole, Artefakte, Festivitäten
> **Dinge, die man verstehen kann, wenn man es versucht**
> Kunst, Benehmen, Geschichte, Literatur, Körpersprache, Gewohnheiten, Politik
> **Dinge, die Zeit benötigen, um gesehen und verstanden zu werden: implizite Kultur**
> Überzeugungen, Religion, Haltungen, Werte, Normen, Wissen, Sprache

Wenn wir nun gezielt Kollisionen von »Kultur-Eisbergen« verhindern wollen, müssen wir *interkulturell kompetent* sein.

Interkulturelle Kompetenz ist eine spezielle und erweiterte Form der sozialen Kompetenz. Sie ist sowohl die Sozialkompetenz im interkulturellen Kontext als auch die Interaktionsfähigkeit im kulturfremden Umfeld. »Eine wesentliche Voraussetzung hierfür ist, dass ein Bewusstsein über das Vorhandensein kultureigener

Verhaltensmuster besteht, dass kulturbedingte Unterschiede potenziell erkannt werden und mit ihnen umgegangen wird, sowie Wandel und Dynamik der eigenen Maßstäbe und Sichtweisen zugelassen werden können« (Thiesen o. J., S. 2).

Sind Pflegekräfte und andere Berufsgruppen in der Lage, sich auf diesen interkulturellen Dialog einzulassen und diesen zu gestalten, statt daran zu (ver-)zweifeln, entstehen in scheinbar schwierigen Kommunikationssituationen sanftere Übergänge, wo ansonsten Irritationen und Konflikte ausgelöst würden. Solche Konflikte lösen in der Regel Stereotypisierungen aus, also Zuschreibungen von Verhaltensweisen und Bildern, die wir mit einer fremden Kultur verbinden. Diese Zuschreibungen wirken in erster Instanz scheinbar emotional erleichternd, da sie aber oft negativ geprägt sind, beeinflussen uns diese Bilder ebenfalls negativ und wirken eher stressverstärkend als reduzierend. Damit steigt das subjektive Empfinden eines erhöhten Pflege- und Betreuungsaufwands.

Stereotype

Stereotype sind bestimmte Merkmale und kognitive Ordnungsmuster, die ein bestimmtes bekanntes, häufig vorkommendes Verhaltensschema beschreiben. Menschliche Eigenschaften, die einen hohen Wiedererkennungswert haben, die aber den eigentlichen Sachverhalt sehr verkürzt und vereinfacht darstellen. Ein Beispiel hierfür wäre: Arabische Männer sind reiche Ölscheiche mit drei Ferraris und fünf Frauen. Im schlimmsten Fall werden sie sogar mit Terroristen assoziiert! Frauen hingegen werden als zwangsweise verschleierte Muslime ohne jegliche Rechte gesehen und bemitleidet. Aus der umgekehrten Perspektive sind Europäer einheitlich christlich geprägt und werden im Hinblick auf die Essgewohnheiten als »unrein« bezeichnet.

Positiv erlebte kulturell geprägte Interaktionen hingegen erhöhen das eigene Kommunikationsniveau und lassen diejenigen, die bereit sind, aus einer interkulturell verbindenden Perspektive zu handeln, das Gefühl der eigenen Wirksamkeit spüren. Aus anfänglicher Ohnmacht wird ein kompetentes Handeln, das den Selbstwert nährt.

6.1.1 Irritationen der Kommunikation im Pflegealltag

Im Rahmen unseres Kommunikationsverhaltens sollten wir uns bewusstmachen, dass wir andauernd zu dem, was wir über die Sprache ausdrücken wollen, nonverbale Anteile kommunikativer Botschaften an unsere Interaktionspartner senden. Wir denken, dass wir uns klar und verständlich ausdrücken, dennoch sind wir gezwungen, uns auch in unserem eigenen Kulturkreis mit missverständlichr Kommunikation auseinanderzusetzen. In uns verborgen haben wir eigenkulturelle Standards, das sind z. B auch persönliche Interpretationen von Worten wie beispielsweise »Freiheit«, »Vertrauen«, »freundschaftlich«, »gesellig« etc., unter denen wir in der konkreten Betrachtung eine höchst individuelle Bedeutung zuordnen. Menschen aus anderen Kulturen entschlüsseln die Sprachcodierung ggf. anders.

6.1.2 Direkte und indirekte Kommunikation in der interkulturellen Begegnung

In Ländern der westlichen Hemisphäre, beispielsweise in Deutschland oder in den USA, findet die Kommunikation sehr zielgerichtet statt. Sie ist bestimmt durch Parameter wie Effizienz, Reduktion der Zeit. Es geht im Kommunikationsprozess darum, ohne Umwege klare Informationen zu geben aber auch zu empfangen. In Kulturkreisen von Geflüchteten wird jedoch vielfach indirekt kommuniziert. Bei der indirekten Kommunikation wird das Gemeinte beispielsweise mithilfe von Anspielungen ausgedrückt. Solche Informationen beinhalten einen größeren Interpretationsspielraum für den Empfänger.

> Menschen aus Ländern, die eine indirekte Kommunikation pflegen, empfinden oft eine sehr direkte Form der Kommunikation als anmaßend, bedrängend, u. U. sogar als Affront. Somit läuft man Gefahr, dass der Dialog ins Leere läuft.

Sachorientierung

In unserer Gesellschaft herrscht eine ausgeprägte Sachorientierung vor, um die es in einer bestimmten Situation geht. Der Fokus liegt in der Regel auf dem besprochenen Inhalt, und Abweichungen sind nicht erwünscht. Private Dinge spielen (zunächst) keine oder eine sehr untergeordnete Rolle. In vielen außereuropäischen Ländern hingegen beginnt die Interaktion mit der Anbahnung einer persönlichen Beziehung, bevor man zum Sachinhalt kommt. Daher werden Deutsche nicht selten als humorlos, streng und unnahbar empfunden.

> Hören Sie genau zu, was Geflüchtete Ihnen erzählen; in der Regel offenbaren sich Ihnen immer Themen, an die Sie anknüpfen können – beispielsweise zu familiären Situationen, privaten Interessen etc. Vielfach reicht es aus zu signalisieren, dass Sie Familie haben und deshalb besonders gut das geschilderte Heimweh nachvollziehen können. Oft sind dies wesentliche Punkte, an denen ein Gespräch entsteht und Menschen sich öffnen.

6.2 Nonverbale Kommunikation in der interkulturellen Begegnung

Nonverbal bedeutet nicht sprachliche Kommunikation und meint die Mimik sowie die Gestik. Hierüber werden die Emotionen transportiert; durch ein begleitendes Lächeln oder die Dauer des Blickkontaktes, aber auch durch die Körperhaltung teilen wir uns mit.

Die Art und Weise, wie sich Gestik und Mimik darstellen, ist sehr stark durch die jeweilige Kultur beeinflusst. Bestimmte Gesten, die in unserer Kultur positiv verstanden werden, beispielsweise das Kopfnicken, das wir nutzen, um zu bejahen, bedeutet bereits in Griechenland und Bulgarien exakt das Gegenteil. Aber auch in arabischen Ländern wird dies als »ich verstehe nicht« gedeutet. Es haben auch Gesten mit den Händen in unterschiedlichen Ländern andere Bedeutungen. Ein treffendes Beispiel ist das Daumen-hoch-Zeichen; damit signalisieren wir, dass alles in bester Ordnung ist. In vielen islamischen Ländern, aber auch in einigen Regionen Europas (beispielsweise auf Sardinien und Griechenland) wird dies als eine obszöne Geste gedeutet, und in Regionen der Türkei wäre dies eine Einladung zu homosexuellen Praktiken. Aus diesen Gründen ist es wichtig, dass Gesten korrekt decodiert werden, ansonsten führt dies zu Verwirrungen oder gar Konflikten (vgl. Müller & Gelbrich, 2014).

> Man wäre zweifelsfrei schnell überfordert, würde man sich mit den Gepflogenheiten der Menschen in aller Welt vertraut machen wollen. Das kann auch nicht der Sinn sein. Es genügt vielmehr, dass man sich der Unterschiedlichkeit bewusst wird und bleibt. Aus dieser Entscheidung heraus resultiert ein behutsameres Kommunikationsverhalten, das das Gegenüber sehr wohl wahrnimmt. In der Begegnung ergibt sich so immer ein kurzer Übergangsraum, in dem atmosphärisch wahrgenommen werden kann, was angebracht bzw. gewünscht ist.

6.3 Biografische Hintergründe erkunden

Biografische Hintergründe erleichtern die Kommunikation, weil wir konkretere Vorstellungen durch diese Informationen zum Patienten erhalten. Bei der Betreuung von Geflüchteten ist es besonders wichtig, dass man möglichst umfassend informiert ist. Dies können Informationen sein, die es nach und nach (so zum Beispiel in der Pflege während der Aufnahme) einzuholen gilt. Sie können sich beziehen auf:

- die Herkunftsgeschichte (rechtliche Situation, Gesundheitsverhalten, soziale Lage)
- die Migrationsgeschichte (Motivation, Flucht, ...)
- derzeitige Lebensumstände, den Kulturkreis, aus dem der Geflüchtete stammt
- bestimmte Rituale
- Rollenverständnisse
- bisherige Krankheitserfahrungen

6.4 Kommunikation mit Geflüchteten im Pflegealltag

Es gibt unterschiedliche Kommunikationssituationen in denen unterschiedliche Tiefen notwendig werden. So macht es einen Unterschied, ob sich ein Pflegender in einer Aufnahmesituation, in einer klassischen Betreuungssituation oder mit einem Klienten in einer psychoedukativen Intervention befindet. Alle drei Situationen benötigen in der Informationsdurchdringung anderer Vorgehensweisen. Für Pflegesituationen, in denen vorwiegend Informationen zu alltäglichen Handlungen kenntlich gemacht werden sollen, eignen sich bildhafte erklärende *Piktogramme oder Wort- bzw. Satzlisten*, die man in verschiedenen Sprachen vorhalten kann. Hierbei geht es oft um Themen wie Körperpflege, Schmerzzustände, Mobilität, Ruhen und Schlafen – Themen, die sich auf die ATLs der Klienten beziehen. Für den Kommunikationseinstieg und damit für die erste pflegerische Beziehungsaufnahme sind diese Instrumente sehr hilfreich, aber bei einem umfassenderen Pflegegespräch stößt man damit schnell an Grenzen.

In Krankenhäusern eignet sich das Erstellen einer *internen Übersetzerliste*. Diese setzt sich aus Kolleginnen und Kollegen zusammen, die aus einem anderen Kulturkreis kommen oder eine Fremdsprache beherrschen. Oft können erste Fragen geklärt und wichtige Informationen eingeholt werden. Dies hat auch den Vorteil, dass die angeforderten internen Dolmetscher über pflegerisch-therapeutische Erfahrungen verfügen.

> Der Einsatz von Angehörigen oder von »Landsleuten« für Übersetzungen ist problematisch. Es besteht die Gefahr, sehr subjektiv geprägte Informationen zu erhalten. Oft werden Angehörige in solchen Situationen zu ungewollten »Anwälten« der Patienten. Befinden sich geflüchtete Menschen in einer psychiatrischen (akuten) Behandlungssituation, verfügen nahestehende Bezugspersonen nicht über die notwendige Distanz sowie über das erforderliche Fachwissen.

6.5 Dolmetschereinsatz und Kulturvermittler

Im Arbeitsfeld mit Patienten und Patientinnen unterschiedlicher kultureller Zugehörigkeit ist die sprachliche Verständigung nicht immer möglich. Insbesondere um im Rahmen von (psychiatrischen) Notlagen Hilfen anbieten zu können, ist der verbale Austausch komplex und bedarf vielfach des Einsatzes Dritter. Häufig wird durch die Erschwernis der fehlenden Sprachkompetenz ein Austausch mit Hilfesuchenden auf ein Minimum beschränkt. Nicht nur Menschen mit unzureichenden Sprachkenntnissen werden damit Hürden und Barrieren – u. a. in der Inanspruchnahme von gesundheitsfördernden Einrichtungen und somit in der Etablierung in der Aufnahmegesellschaft – auferlegt, auch Helfende werden durch eine eingeschränkte Kommunikation in ihren Handlungsmöglichkeiten eingeengt. Es entsteht eine unbefriedigende Situation der Hilflosigkeit (vgl. Lieberam & Graef-Calliess 2018).

Die Zusammenarbeit mit professionellen Dolmetschern sollte als Mittel genutzt werden. Die schweizerische Interessengemeinschaft »Interpret« hat Definitionen vorgenommen (INTERPRET 2018; vgl. Graef-Calliess 2018), um eine Unterscheidung zwischen *Dolmetschern* und *Kulturvermittlern* zu ermöglichen und die Professionalisierung in diesem Aufgabenbereich voranzutreiben. Laut dieser Definition findet professionelles Dolmetschen in der folgenden Konstellation statt:

Es bezeichnet eine mündliche Übertragung von Gesagtem von einer Sprache in eine andere. Berücksichtigung findet der soziale und kulturelle Hintergrund der Gesprächsteilnehmenden.

Das *interkulturelle Vermitteln* hingegen bezeichnet die *Vermittlung von Wissen* und *Informationen* zwischen Menschen mit unterschiedlichen kulturellen Hintergründen. Zudem sollen auch hier sprachliche Barrieren überwunden werden. Bevor das Gespräch stattfinden kann, beginnt die Suche nach einer geeigneten Person sowie die Klärung des Einverständnisses der Patienten. Hilfestellung bei der Suche geben Dolmetscherbüros, Vermittlungsstellen sowie interne Dolmetscherlisten. Ein Dolmetschereinsatz gliedert sich in folgende Abschnitte:

- Vorgespräch
- Gesprächsverlauf
- Nachgespräch

Vorgespräch

Im Vorgespräch findet zwischen Auftraggeber und Dolmetschendem die Klärung der Schweigepflicht statt; es folgen die Hinweise auf wertfreie und *transparente Wiedergabe* der Schilderungen des Klienten an den Auftraggeber. Professionell Dolmetschende sind angehalten eine *professionelle* Distanz zum Klienten zu halten, um eine Wertfreiheit zu garantieren. Der Dolmetscher wird über den Inhalt, Ziel und Ablauf des Gespräches informiert. Gleicherweise wird die Art der gewünschten Vermittlung aufgezeigt.

> Wird es aufgrund sprachlicher Schwierigkeiten nötig einen Dolmetscher zu beauftragen, sollte man die jeweiligen ethnischen Hintergründe desjenigen berücksichtigen und hinterfragen, damit man nicht einen Dolmetscher beauftragt, der möglicherweise einer Volksgruppe angehört, die sich mit der Gruppe des Betroffenen in einem politischen Konflikt befindet und dieser Konflikt vielleicht sogar noch der Grund der Vertreibung bzw. der Flucht gewesen ist. Zumindest sollte man diesen Umstand für beide Seiten transparent machen können. Es gilt zu klären, ob es unter diesen Voraussetzungen nicht besser wäre, einen anderen Dolmetscher zu suchen. Im ungünstigsten Fall löst der Kontakt dann eher Irritationen bis hin zu Retraumatisierungen aus.

Gesprächsverlauf

Vor Beginn des Gesprächs erfolgt ein gegenseitiges Vorstellen aller Gesprächsteilnehmer. Es soll transparent gemacht werden, welche Rolle und Aufgabe der übersetzenden Person zukommt. Die Pflegekraft/betreuende Person hält während des Gesprächs stetigen Augenkontakt mit dem Patienten, auch während der Dolmetscher das Ausgesprochene übersetzt. Der Patient wird immer direkt angesprochen. Übersetzt wird idealerweise Wort für Wort. Die Beziehung und Interaktion zu dem Klienten soll damit aufrechterhalten werden und keine Störung erleiden. Zur Kommunikation empfiehlt sich eine klare und verständliche Sprache. Fachbegriffe können oft nur schwer oder gar nicht in eine andere Sprache übersetzt werden.

Nachgespräch

Im kurzen Nachgespräch zwischen Dolmetscher und Pflegekraft/ betreuender Person können entstandene Missverständnisse Klärung finden. Ein Austausch über Beobachtungen der vermittelnden Person ist empfehlenswert und sollte aufgrund einer ganzheitlichen Betrachtungsweise von Patientinnen und Patienten einbezogen werden.

Die Beziehung zwischen Pflegekraft und Dolmetschendem sollte ebenfalls reflektiert werden. Ein Unbehagen, Missverständnisse oder gar das aufkommende Gefühl der Rivalität zwischen den beteiligen Personen können Einfluss auf das Befinden der Patienten beim nächsten Gesprächstermin nehmen und die Qualität der wichtigen Beziehungsarbeit mindern.

Kasten 2: Hilfsmittel, Quelle: Lieberam & Graef-Calliess 2018, S. 14

> **Hilfsmittel zur Unterstützung von Kommunikation**
>
> - Zeichen- und Körpersprache
> - Medizinischer Sprachführer (http://www.edition-medguide.de/)
> - Tablet zur Anwendung von Übersetzungstools
> - Wörterbücher
> - Bilderwörterbücher
> - Symboltafeln (Tip Doc)
> - Dolmetscher/Kulturvermittler
> - Informationsmaterialien in unterschiedlichen Sprachen

Da nicht permanent ein professioneller Dolmetscher vor Ort verfügbar ist, werden oft Angehörige und nicht medizinisch-pflegerisch geschultes Personal, z. B. Reinigungspersonal, zum Dolmetschen gebeten. Zur Klärung von Anliegen im alltäglichen Bereich und im Notfall mag das vertretbar sein; für die Therapie (sehr persönliche Belange) ist ein solches Vorgehen obsolet und aufgrund von Überforderungsmomenten bei allen Beteiligten sowie fehlenden Informationen über die Beziehung ineffektiv.

6.6 Zur Rolle von Sprach- und Integrationsmittlern

In Behörden, Schulen und Krankenhäusern kommt es oft zu Missverständnissen zwischen Migranten und Fachkräften. Mit dem neuen Berufsbild des Sprach- und Integrationsmittlers soll eine bessere Lösung für das Problem geschaffen werden.

Die so genannten Sprach- und Integrationsmittler, Menschen mit eigener Migrationserfahrung, kommen nach einer umfangreichen Ausbildung im deutschen Gesundheitswesen immer häufiger zum Einsatz. Ihre Tätigkeit ist keineswegs auf das reine Dolmetschen ausgerichtet: Kommt es durch kulturelle Unterschiede bedingt zu Missverständnissen und Problemen (z. B. Verständnis von Krankheit, Tabus, Scham, Geschlechterrollen), können sie erklärend und vermittelnd auftreten. Sie verfügen über medizinische, psychosoziale und rechtliche Kenntnisse. Ihre Tätigkeit wird von vielen als Vertrauen und Sicherheit vermittelnd eingeschätzt.

> **Geeignete Konzepte**
>
> »Kulturelle und religiöse Vielfalt sind in Nordrhein-Westfalen also schon längst gesellschaftliche Realität. Vielfalt muss aber auch zur akzeptieren Normalität werden. Und das heißt: Wir brauchen geeignete Konzepte und Maßnahmen, die die Vielfalt akzeptieren, wertschätzen und berücksichtigen. Und damit genügt es nicht, alleinig zielgruppenbezogene Maßnahmen für eine gelingende Integration zu entwickeln. Vielmehr muss sich die Mehrheitsgesellschaft öffnen und auf die veränderten Anfor-

derungen einer Einwanderungsgesellschaft reagieren« (Serap Güler, Staatssekretärin NRW in: Ministerium für Kinder, Familie, Flüchtlinge und Integration 2018).

Informationen u. a. bei:

- https://www.sprachundintegrationsmittler.org/sprint-netzwerk/
- https://www.bikup.de/
- https://bdue.de/fileadmin/files/PDF/Positionspapiere/BDUe_zu_SprInt_2015.pdf

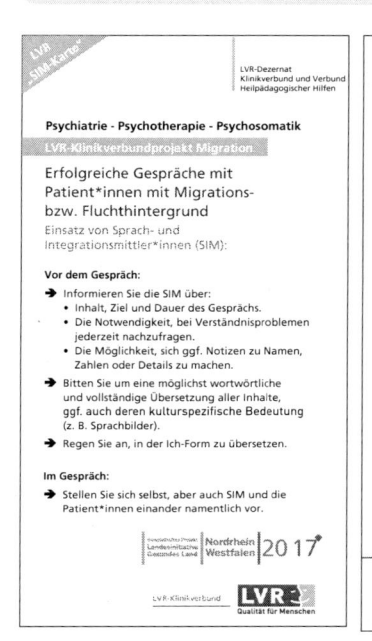

Abb. 5: LVR-SIM-Karte, Copyright: LVR-Dezernat Klinikverbund und Verbund Heilpädagogischer Hilfen

Literatur

Adenauer Campus (Hrsg.) (2017) Flüchtlingskrise 2015 bis heute, https://www.adenauercampus.de/zeitmaschine-fluechtlingskrise, Abruf: 01.05.2018

Aktionsbündnis seelische Gesundheit (2018) Psychosen, https://www.seelischegesundheit.net/themen/psychische-erkrankungen/erkrankungen-von-a-z/psychosen, Abruf: 12.10.2018

Ärzteblatt.de (2016) Psychische Erkrankungen bei Flüchtlingen bereiten Experten Sorge, Pressemitteilung der Katholischen Nachrichtenagentur KNA, https://www.aerzteblatt.de/nachrichten/70830/Psychische-Erkrankungen-bei-Fluechtlingen-bereiten-Experten-Sorge, Abruf: 01.05.2018

Ärzteblatt.de (2017) Wieso Migranten und ihre Kinder anfälliger für eine Schizophrenie sind, https://www.aerzteblatt.de/nachrichten/72508/Wieso-Migranten-und-ihre-Kinder-anfaelliger-fuer-eine-Schizophrenie-sind, Abruf: 14.03.2019

Assion J, Stompe T, Aichberger M & Calliess IT (2011) Depressive Störungen in Praxis der interkulturellen Psychiatrie und Psychotherapie. In: Machleidt W, Kluge U, Sieberer & Heinz A (Hrsg.) Praxis der interkulturellen Psychiatrie und Psychotherapie. München: Urban & Fischer. S. 324–326

Bauman Z (2016) Eine tief greifende Angst, dass das Überleben der Gesellschaft bedroht ist (Interview), http://www.spiegel.de/spiegel/zygmunt-bauman-spiegel-gespraech-zu-fluechtlingen-globalisierung-terror-a-1111032.html, Abruf: 17.02.2019

Belz M & Özkan I (2017) Psychotherapeutische Arbeit mit Migranten und Geflüchteten. Psychodynamik kompakt. Göttingen: Vandenhoeck & Ruprecht

Bundesamt für Migration und Flüchtlinge/BAMF (Hrsg.) (2019a) Ablauf des deutschen Asylverfahrens. Ein Überblick über die einzelnen Verfahrensschritte und rechtlichen Grundlagen. Nürnberg: Publikationsstelle

Bundesamt für Migration und Flüchtlinge/BAMF (2019b) Aufenthaltserlaubnis, http://www.bamf.de/DE/Service/Left/Glossary/_function/glossar.html?nn=1363008&lv2=5831810&lv3=4527884, Abruf: 08.05.2019

Bundesfachverband unbegleitete minderjährige Flüchtlinge/BumF (2018) Viele geflüchtete Kinder und Jugendliche haben Gewalt und Missbrauch erlebt, Pressemitteilung vom 26.01.2018, http://www.b-umf.de/images/2018_01_26_PM_Online_Umfrage_2017.pdf, Abruf: 01.05.2018

Bundespsychotherapeutenkammer/BPtK (Hrsg.) (2015) BPtk-Standpunkt: Psychische Erkrankungen bei Flüchtlingen. September 2015, http://www.bptk.de/uploads/media/20150916_BPtK-Standpunkt_psychische_Erkrankungen_bei_Fluechtlingen.pdf, Abruf: 01.05.2018

Bundesweite Arbeitsgemeinschaft der Psychosozialen Zentren für Flüchtlinge und Folteropfer/BAfF e. V. (2016) Flüchtlinge in unserer Praxis. Informationen für ÄrztInnen und PsychotherapeutInnen, http://www.baff-zentren.org/wp-content/uploads/2016/03/BAfF-Fluechtlinge_in_unserer_Praxis.pdf, Abruf: 07.05.2019

Bundesweite Arbeitsgemeinschaft der Psychosozialen Zentren für Flüchtlinge und Folteropfer/BAfF e. V. (2019) Rechtliche Informationen, http://www.baff-zentren.org/veroeffentlichungen-der-baff/rechtliches/, Abruf: 08.05.2019

Bundeszentrale für politische Bildung/bpb (2016) Duldung, http://www.bpb.de/gesellschaft/migration/kurzdossiers/233846/definition-fuer-duldung-und-verbundene-rechte?p=all, Abruf: 07.05.2019

Bundeszentrale für politische Bildung/bpb (2018) Zahlen zu Asyl in Deutschland, https://www.bpb.de/gesellschaft/migration/flucht/218788/zahlen-zu-asyl-in-deutschland#Registrierungen, Abruf: 01.05.2018

Bundeszentrale für politische Bildung/bpb (2018) Asylentscheidungen, https://www.bpb.de/gesellschaft/migration/flucht/265711/entscheidungen-und-klagen, Abruf: 13.05.2019

Bündnis 90/Die Grünen (2017) Bundesregierung verschärft Situation Geflüchteter, https://www.gruene-bundestag.de/integration-fluechtlingspolitik/bundesregierung-verschaerft-situation-gefluechteter-17-05-2017.html, Abruf: 01.05.2018

Dallmann HU & Schiff A (2016) Ethische Orientierung in der Pflege. Frankfurt am Main: Mabuse

Demir S (2015) Beratung nach Flucht und Migration: Ein Handbuch zur psychologischen Erstbetreuung von Geflüchteten. Potsdam: WeltTrends

Demokratiezentrum Wien (2008) Migration – Migrationsgeschichte, http://www.demokratiezentrum.org/fileadmin/media/pdf/wissen_push_pull_faktoren.pdf, Abruf: 01.05.2018

Der Paritätische (Hrsg.) (2018) Familienasyl und internationaler Schutz für Familienangehörige im Kontext des Familiennachzugs, https://www.der-paritaetische.de/fileadmin/user_upload/Publikationen/doc/2018-03-27_familienasyl-2018_web.pdf, Abruf: 08.05.2019

Der Tagesspiegel (2017) Die meisten Flüchtlinge kommen nicht nach Deutschland, https://www.tagesspiegel.de/politik/zahlen-zu-asyl-die-meisten-fluechtlinge-kommen-nicht-nach-deutschland/20502498.html, Abruf: 01.05.2018

Deutscher Pflegerat e. V. (2015) Im Fokus: Flüchtlinge in der Pflege, https://deutscher-pflegerat.de/Downloads/Fokuspapiere/focus-dpr_position_fluechtlinge-11122015.pdf?m=1457339304&, Abruf: 17.03.2019

Deutsches Institut für Menschenrechte (2016) Flüchtlingsfrauen, Abruf: 21.02.2019

Deutsches Rotes Kreuz/Informationsverbund Asyl und Migration e. V. (2016) Leitfaden zum Flüchtlingsrecht Die materiellrechtlichen Voraussetzungen für die Gewährung von Flüchtlings- oder anderweitigem Schutz, 2. überarbeitete Auflage, https://www.nds-fluerat.org/wp-content/uploads/2017/02/Leitfaden_Fl%C3%BCchtlingsrecht_2016.pdf, Abruf: 06.05.2018

Diakonie Rheinland Pfalz (2017) Hinweise zum Umgang mit abgelehnten Asylsuchenden und Flüchtlingen im Krankenhaus. Bezug: uli.sextro@ev-kirchen-diakonie-rlp.de

Eichler K (2016) Die wesentlichen Rechtsquellen im Asylverfahren im Überblick. In: Deutsches Rotes Kreuz/Informationsverbund Asyl und Migration e. V., S. 6–20

Eisenreich R (2018) Selbst in der Psychiatrie nicht mehr sicher, https://www.zeit.de/2018/32/abschiebung-deutschland-migranten-psychiatrie, Abruf: 13.03.2019

Ethnomedizinisches Zentrum e. V. (2015) Traumafolgestörungen und Posttraumatische Belastungsstörung (PTBS). Ursachen – Folgen – Hilfen. Mehrsprachiger Wegweiser. Hannover: Broschüre

Evangelischer Pressedienst/epd (2019) Nur ganz wenige Flüchtlinge haben das Bleiberecht erschlichen. Pressemeldung vom 21. August 2018 in den »Dürener Nachrichten«, Nr. 193, S. 4

Fischer, G. & Riedesser, P. (1998) Lehrbuch Psychotraumatologie. München: Reinhardt

Frankfurter Rundschau (2017) Flüchtlinge 2017: Fast 3000 Tote im Mittelmeer, http://www.fr.de/politik/flucht-zuwanderung/fluechtlinge-2017-fast-3000-tote-im-mittelmeer-a-1382630, Abruf: 01.05.2018

Fumasoli A, Häner G, Eggert A, Probst MT & Hirter K (2012) Angst professionell erfassen, https://www.unispitalbasel.ch/fileadmin/unispitalbaselch/Ressorts/Entw_Gesundheitsberufe/Abteilungen/Publikationen/2012/fumasoli_angst_2012.pdf, Abruf: 13.03.2019

Gahleitner SB (2005) Neue Bindungen wagen. Beziehungsorientierte Therapie bei sexueller Traumatisierung. München: Reinhardt.

Gahleitner, SB, Zimmermann D & Zito D (2017) Psychosoziale und traumapädagogische Arbeit mit geflüchteten Menschen. Göttingen: Vandenhoeck & Ruprecht.

Geldermann S (2017) Herkunft, Alter, Geschlecht. Wer sucht in Deutschland Asyl? Augsburger Allgemeine, 19.01. 2017

Gemeinhardt J (o. J.) Der (inter)kulturelle Eisberg, http://eurolog-project.eu/pdf/vortrag_gemeinhardt_deutsch.pdf, Abruf: 17.03.2019

Gemeinnützige Gesellschaft zur Unterstützung Asylsuchender e. V./GGUA (2016) Das Asylbewerberleistungsgesetz mit den ab 1. Januar 2017 geltenden Regelungen, http://www.lwl.org/ks-download/downloads/AK%20Migration/asylbLG.pdf, Abruf: 06.05.2018

Gesundheitsstadt Berlin (2018) Jeder dritte syrische Flüchtling hat psychische Probleme, https://www.gesundheitsstadt-berlin.de/jeder-dritte-syrische-fluechtling-hat-psychische-probleme-12769/, Abruf: 14.03.2019

Gewerkschaft Erziehung und Wissenschaft/GEW (2018) Scharfe Kritik an der Flüchtlingspolitik, https://www.gew.de/aktuelles/detailseite/neuigkei ten/scharfe-kritik-an-der-fluechtlingspolitik/, Abruf: 06.05.2019

Gold K, Schlegel Y & Stein KP (2014) Pflege konkret. Neurologie Psychiatrie, 5. Auflage. München: Urban & Fischer

Gün AK (2018) Interkulturelle therapeutische Kompetenz. Möglichkeiten und Grenzen psychotherapeutischen Handelns. Stuttgart: Kohlhammer

Gün AK (2019) Migration und Integration, https://klinik-koeln.lvr.de/de/nav_main/unsere_klinik___ueber_uns/migration_und_integration/migration_und_integration_1.html, Abruf: 14.03.2019

Hax–Schoppenhorst T. & Jünger S (2010) Seelische Gesundheit von Menschen mit Migrationshintergrund. Stuttgart: Kohlhammer

Hubert M (2015) Stress in der Fremde. Warum Migranten psychisch krank werden. Sendung des SWR, https://www.swr.de//id=16145362/property=download/nid=660374/144q64r/swr2-wissen-20151022.pdf, Abruf: 14.03. 2019

Humanrights.ch (2019) Artikel 14. Recht auf Asyl, https://www.humanrights.ch/de/internationale-menschenrechte/aemr/text/artikel-14-aemr-recht-asyl?gclid=EAIaIQobChMI_JGcveKL4gIVCrHtCh1fWAWvEAAYASA AEgJQQ_D_BwE, Abruf: 08.05.2019

IKUD-Seminare (2011) Einleitung – Interkulturelle Kommunikation, https://www.google.de/amp/s/www.ikud-seminare.de/veroeffentlichungen/interkulturelle-kommunikation.html/amp, Abruf: 17.02.2019

Imm-Bazlen U, Schmieg AK (2016) Begleitung von Flüchtlingen mit traumatischen Erfahrungen. Berlin: Springer

INTERPRET (2018) Interkulturelles Dolmetschen, https://www.inter-pret.ch/de/angebote/interkulturelles-dolmetschen-und-vermitteln/interkulturelles-dolmetschen-189.html, Abruf: 15.03.2019

Jöris L (2015) Wider den Begriff »Flüchtling«. Diskussionspapier, http://www.boell-sachsen-anhalt.de/wp-content/uploads/2015/10/2015-Diskussionspaper-Flüchtlingsbegriff-web.pdf. Abruf: 17.02.2019

Käppeli S (2001) Pflegekonzepte, Band 1. Phänomene im Erleben von Krankheit und Umfeld. Bern: Huber

Keilson H (2005) Sequentielle Traumatisierung bei Kindern. Zum Schicksal jüdischer Kriegswaisen. Göttingen: Vandenhoeck & Ruprecht

Kizilhan JI (2009) Interkulturelle Aspekte bei der Behandlung somatoformer Störungen. Freiburg: Springer

Knaevelsrud C (2016) Psychische Störungen bei Flüchtlingen, Verhaltenstherapie, 26, S. 291–294

Koch D (2013) Viele Flüchtlinge erleben hier ihr zweites Trauma, https://www.paritaet-berlin.de/mitglieder/nachrichten/nachrichten-detailansicht/article/viele-fluechtlinge-erleben-hier-ein-zweites-trauma.html, Abruf: 14.03.2019

Kolhoff W (2018) Wenn die Sprache zu einer Waffe wird. Dürener Nachrichten Nr. 147, 28.06.2018, S. 2

Koll-Krüsmann M (2016) Trauma-Awareness und Psychoedukation. Herausgegeben von der Internationalen DAAD-Akademie, https://www.daadakademie.de/medien/ida/traumalast.pdf , Abruf: 14.03.2019

Krämer, A & Prüfer-Krämer L (2004) Gesundheit von Migranten. Internationale Bestandsaufnahme und Perspektiven. Weinheim und München: Juventa Verlag

Kühne-Ponesch S (2004) Modelle und Theorien in der Pflege. Stuttgart: Facultas

Leistner SM, Beitinger P. & Keck M (2018/2019) RefPsych: Ein Projekt des Max-Planck-Institutes zur Unterstützung von Geflüchteten und Helfern (angekündigt zur Veröffentlichung in der Schweizer Zeitschrift für Neurologie und Psychiatrie)

Leopoldina, Nationale Akademie der Wissenschaften (Hrsg.) (2018) Traumatisierte Flüchtlinge. Schelle Hilfe ist jetzt nötig. Stellungnahme. In Zusammenarbeit mit der Berlin-Brandenburgischen Akademie der Wissenschaften. Halle an der Saale: Broschüre

Lieberam N & Graef-Calliess T (2018) Transkulturelle Kompetenz. Verstehen was mich und andere gestaltet, formt und zum Handeln antreibt. Unveröffentlichtes Manuskript.

Lindner R, Fiedler G. & Götze P (2003) Diagnostik der Suizidalität, https://www.aerzteblatt.de/archiv/36424/Diagnostik-der-Suizidalitaet, Abruf: 14.03.2019

Linke P (2019) »Auf den Spuren der Lügenpresse«: Studie zur Berichterstattung in der Flüchtlingskrise, https://de.sputniknews.com/gesellschaft/20190117323629084-spuren-presse-fluechtlingskrise/, Abruf: 17.02.2019

Losche H (2000) Interkulturelle Kommunikation: Sammlung praktischer Spiele und Übungen, 2. Auflage. Augsburg: ZIEL

Machleidt W (2000) Transkulturelle Aspekte psychischer Erkrankungen. In: Möller HJ, Laux G & Kapfhammer HP (Hrsg.) Psychiatrie und Psychotherapie. Berlin Heidelberg New York: Springer Verlag. S. 271–291

Maletzke G (1996) Interkulturelle Kommunikation – Zur Interaktion zwischen Menschen verschiedener Kulturen. Opladen: Westdeutscher Verlag

Marx R (2003) Migration und ethische Aspekte, http://www.aerzte-oegd-bw.de/fileadmin/Downloads/60_Jahre_Buch/BVOeGD_Buch_Kapitel_13_142-153_Migration.pdf, Abruf: 01.05.2018

Medico International (2017) Fluchtursachen und Überlebenskämpfe, https://www.medico.de/fluchtursachen-und-ueberlebenskaempfe-16715/, Abruf: 01.05.2018

Mediendienst Integration (2015) Welche Migrationsbewegungen haben Deutschland geprägt?, https://mediendienst-integration.de/artikel/fluechtlinge-asyl-migrationsbewegungen-geschichte-einwanderung-auswanderung-deutschland-aussiedler-gastarbeiter.html, Abruf: 01.05.2018

Merkur.de (2018) Flüchtlinge und Migranten. Das ist der Unterschied, https://www.merkur.de/politik/fluechtlinge-migranten-unterschied-zr-6085271.html, Abruf: 01.05.2018

Ministerium für Kinder, Familie, Flüchtlinge und Integration des Landes Nordrhein-Westfalen (2018) Interkulturelle Öffnung als Erfolgsfaktor! – Wir sind Partner! Tätigkeitsberichte 2016/2017 der Partner der Landesinitiative »Vielfalt verbindet!«, https://www.mkffi.nrw/sites/default/files/asset/document/18-0173_mkffi_broschure_interkulturelle_offnung_der_landesverwaltung_neu_web.pdf, **Abruf: 13.05.2019**

Möller HJ, Laux G & Deister A (2013) Psychiatrie, Psychosomatik und Psychotherapie. 5. Auflage. Stuttgart: Thieme

Molter H (2016) Systemisches Werkzeug für die Arbeit mit Flüchtlingen: Wie Resilienz bei Flüchtlingen und Helfern gefördert werden kann, https://www.molter-noecker-networking.de/downloads/2016_systhema-3_Seite_258-262.pdf, **Abruf: 19.02.2019**

Morgenroth S (2015) Lehrerkooperation unter Innovationsstress. Soziale Stressbewältigung als wertvoller Wegweiser. Wiesbaden: Springer

Müller S & Gelbrich K (2014) Interkulturelle Kommunikation. München: Verlag Franz Vahlen

Neurologen-und-Psychiater-im-Netz.org (o. J.) Krankheiten A–Z, https://www.neurologen-und-psychiater-im-netz.org/krankheiten/, **Abruf: 14.03.2019**

Niedersächsischer Flüchtlingsrat (2018) Menschenrecht auf Familienzusammenführung, https://www.nds-fluerat.org/27267/aktuelles/menschenrecht-auf-familienzusammenfuehrung-einhalten-appell-niedersaechsischer-initiativen-und-vereine/, **Abruf: 04.01.2019**

Pro Asyl (2017a) Das Asylbewerberleistungsgesetz, https://www.proasyl.de/hintergrund/das-asylbewerberleistungsgesetz-asylblg/, **Abruf: 06.05.2018**

Pro Asyl (2017b) Flüchtlingsrechte sind Menschenrechte. Zum Zustand der deutschen und europäischen Flüchtlingspolitik: Fakten und Forderungen, https://www.proasyl.de/wp-content/uploads/2015/12/Forderungskatalog-PRO-ASYL_26092017_final.pdf, **Abruf: 06.05.2018**

Röschke J (2010) Affektive Störungen. In: Amberger S (Hrsg.) Psychiatrische Pflege und Psychotherapie. Stuttgart: Thieme. S. 123 ff

Sachse R (2009) Persönlichkeitsstörungen verstehen. Köln: Psychiatrie Verlag

Schäffter O (1991) Modi des Fremderlebens. Deutungsmuster im Umgang mit Fremdheit, https://www.erziehungswissenschaften.hu-berlin.de/de/ebwb/team-alt/schaeffter/downloads/III_19_Modi_des_Fremderlebens_Endv.pdf, **Abruf: 17.02.2019**

Schirrmacher T (Hrsg.) (2001) Scham und Schuldkultur. Bonn: Verlag für Kultur und Wissenschaft Schirrmacher

Schmid M (2010) Umgang mit traumatisierten Kindern und Jugendlichen in der stationären Jugendhilfe. In: Fegert JM, Ziegenhain U & Goldbeck L (Hrsg.), Traumatisierte Kinder und Jugendliche in Deutschland. Weinheim: Juventa; S. 36–60

Schneck U (2015) Hilfen für den Umgang mit traumatisierten Flüchtlingen, https://aktiv.fluechtlingsrat-bw.de/files/Aktiv-Dateien/Dokumente/Materialien%20Fortbildungen/11%202015-06%20refugio%20tue%20informationen%20traumatisierung.pdf, **Abruf: 13.07.2018**

Serfiraz D (2015) Beratung nach Flucht und Migration. Potsdam: WeltTrends

Statista (2018) Ranking der zehn Länder, aus denen die meisten Flüchtlinge stammen, https://de.statista.com/statistik/daten/studie/186108/umfrage/herkunftslaender-von-fluechtlingen/, **Abruf: 01.05.2018**

SZ.de (2015) Ein Drittel der Flüchtlingskinder ist psychisch krank, https://www.sueddeutsche.de/gesundheit/studie-ueber-minderjaehrige-fluechtlinge-ein-drittel-der-kinder-sind-psychisch-krank-1.2630085, **Abruf: 10.02.2019**

Thiesen C. (o. J.) Interkulturelle Kompetenz, http://www.christiane-thiesen.de/pdf/interkult_kompetenz_artikel.pdf, **Abruf: 10.02.2019**

Thomas A & Hagemann K (1996) Training interkultureller Kompetenz. In: Bergemann N & Sourisseaux A (Hrsg.) Interkulturelles Management. Berlin: Springer. S. 174 ff

Thomas A (2003) Kultur und Kulturstandards. In: Thomas A, Kinast EU & Schroll-Machl S (Hrsg.) Interkulturelle Kommunikation und Kooperation, Band 1. Göttingen: Vandenhoek & Rupprecht. S. 28–34

Tretter F & Arnold M/Bayrische Akademie für Suchtfragen (2016): Dokumentation BAS e. V. Workshop Suchtprobleme bei Flüchtlingen, https://www.bas-muenchen.de/fileadmin/documents/pdf/Publikationen/Tagungsdokumentationen/BAS_e.V._Workshopdokumentation_Suchtprobleme_bei_Fl%C3%BCchtlingen_2016_final.pdf, **Abruf: 14.03.2019**

Trojanov I (2017) Nach der Flucht. Frankfurt am Main: S. Fischer

UNHCR (2019) Statistiken, https://www.unhcr.org/dach/de/services/statistiken, **Abruf: 02.07.2019**

Uni Hamburg (o. J.) Stigmatisierung, https://www.sign-lang.uni-hamburg.de/projekte/slex/seitendvd/konzeptg/l54/l5402.htm, **Abruf: 13.12.2018**

UNO-Flüchtlingshilfe (2018a) Wer ist ein Binnenflüchtling?, https://www.uno-fluechtlingshilfe.de/fluechtlinge/fragen-antworten.html, **Abruf: 01.05.2018**

UNO-Flüchtlingshilfe (2018b) Flüchtlingsschutz, https://www.uno-fluechtlingshilfe.de/fluechtlinge/fluechtlingsschutz.html, **Abruf: 01.05.2018**

UNO-Flüchtlingshilfe (2018c) Doaa aus Syrien. Flucht über das Mittelmeer, https://www.uno-fluechtlingshilfe.de/fluechtlinge/fluechtlinge-erzaehlen/doaa-aus-syrien/, Abruf 17.03.2019

UNO-Flüchtlingshilfe (2018d) Joseph aus dem Sudan. Mit der richtigen Unterstützung kann es jeder schaffen, https://www.uno-fluechtlingshilfe.de/fluechtlinge/fluechtlinge-erzaehlen/joseph-aus-sudan/, **Abruf: 17.03.2019**

UNO-Flüchtlingshilfe (2018e) Flüchtlinge. Faktencheck, https://www.uno-fluechtlingshilfe.de/fluechtlinge/faktencheck/, **Abruf: 17.02.19**

von Bose A & Terpstra J (2012) Modelle der transkulturellen in kultursensiblen Pflege. In: von Bose A Terpstra J. (Hrsg.) Muslimische Patienten pflegen. Heidelberg: Springer. S. 12–14

von Bose A (2014) Bunte Vielfalt: Heidelberg: Springer

Wolf C (2018) Wenn der Bauchnabel verrutscht, Spektrum Psychologie, 1, S. 58–63.

Zip-Kiel (o. J.) Kieler Interviewleitfaden, https://www.zip-kiel.de/uksh_media/-p-34440-EGOTEC-23e833669c4446053edcf1d8b0510e27.pdf?rewrite_engine=id, **Abruf: 17.03.2019**

Hinweis auf die Positionsbestimmung aus Kap. 1.6 (▶ Kap. 1.6)

Hier handelt es sich um Passagen eines Vortrags zum Thema »Migration und ethische Aspekte«, den Bischof Dr. Reinhard Marx am 15. Mai 2003 anlässlich des Bundeskongresses der Ärzte des Öffentlichen Gesundheitsdienstes hielt.

Stichwortverzeichnis

A

Abschiebeverbot 46
Affektive Erkrankungen 70
Agoraphobie 71
Aktivierungsmöglichkeiten 97
Alarmreaktion 75
Ältere Flüchtlinge 21
Angst 71
Angstblocker 73
Angststörungen 71
Angstsubskala 101
Angstsymptome 71
Anhörung 43
Anker-Einrichtung 39
Arbeitserlaubnis 24, 69
Asthma 79
Asyl 26
Asylanträge 26
Asylberechtigung 45
Asylbewerberleistungsgesetz 48
Asylgesetz 38
Asylmissbrauch 62
Asyltourismus 62
Asylverfahren 38
Atemübungen 108
Aufenthaltsgesetz 38
Aufenthaltsgestattung 41
Aufenthaltsstatus 64, 80
Aufnahmeeinrichtung 40
Außengrenzenschutz 63

B

Beck Angst-Inventar 101
Begegnung 111
Belastungsfaktoren 68
Beschwerden 78
Beweismittel 44
Binnenflüchtlinge 18
Biografische Hintergründe 117
Bleiberecht 60
Bundeskriminalamt 39

D

Depressionen 71
Desorientierung 78
Diagnosen 70
Dissoziation 75
Distanzierung 107
Dolmetschereinsatz 118
Dopamin 65
Dritte Welt 16
Drittstaatsangehörige 35
Dublin-Verfahren 42
Duldung 47

E

Einschlafstörungen 78
Einstellung 110
Einwanderermilieus 30
Entwicklungsländer 18

Entzugssyndrom 72
Erstanhörung 53
Erstaufnahme 38
Erstkontakt 100
Essstörungen 79
Europäische Menschenrechtskonvention 48
Europäischer Gerichtshof 37
Europäisches Recht 35
Existenzängste 92

F

Faktencheck 58
Familienangehörige 68
Familiennachzug 46
Familienzusammenführung 47
Fluchtgeschichte 82
Fluchthintergrund 63
Flüchtling 63
Flüchtlingsabwehrpolitik 50
Flüchtlingsfrauen 19
Flüchtlingskinder 19
Flüchtlingsschutz 45
Flüchtlingswelle 84
Fluchtrouten 27
Fluchtstadien 66
Fluchtursachen 21
Fluchtursachenbekämpfung 50
Folte 70
Folter 70
Fremdheit 55
Fremdheitserfahrungen 54
Frontex 36

G

Gefühllosigkeit 71
Gemeinschaftsunterkunft 40
Generalisierungen 107
Genfer Flüchtlingskonvention 34
Gesichtsausdruck 101

Gesprächsangebot 95
Gewalt 25, 64
Globalisierung 22
Gründe für Migration 15
Grundhaltung 110

H

Haager Programm 36
Haltung 29
Herzrasen 91
Hilflosigkeit 75
Hintergründe 13
Hoffnung 103
Hospital Anxiety and Depression Scale 101
Hunger 15

I

Inselerfahrungen 104
Integration 30
Integrationsbeauftragte 83
Intervention 105
Isolation 78

K

Kindersoldat 25
Klimaflüchtlinge 22
Kohäsion 30
Kommunikation 109
Kommunikationsprozess 114
Kompetenz 112
Konzentrationsstörungen 78
Kooperation 111
Kopfschmerzen 91
Körpersprache 112
Krankheitsbild 85
Krankheitsbilder 94
Krieg 21
Kriegsflüchtlinge 62

Kriminalität 60
Krisen 74
Kritik 49
Kultur 111

L

Lebenssituation 100

M

Magengeschwüre 79
Manische Episode 87
Menschenrechtskonvention 37
Menschenrechtsverletzungen 52
Migräne 79
Migranten 15
Migrationsgeschichte 16
Migrationshintergrund 15
Müdigkeit 91

N

Nähe und Distanz 89
Nationales Recht 37
Neurotransmitter 73
Nichtregierungsorganisationen 60
Normen 112

P

Panikattacken 71
Panikstörung 71
Pflegeanamnese 100
Pflegeklassifikationen 91
Pflegesituationen 117
Phobie 71
Piktogramme 109
Positionsbestimmung 29
Posttraumatische Belastungsstörung 75
Psychosen 73

Psychosomatische Beschwerden 79
Psychotherapie 81

R

Rassismus 23
Rechtsmittel 48
Rechtsstatus 32
Registrierung 39
Religion 112
Residenzpflicht 41
Resilienzfaktoren 105
Respekt 105
Ressourcen 105
Retraumatisierung 81
Rohstoffhandel 21
Rückzug 100

S

Schamkultur 93
Schizophrenie 73
Schlepper 60
Schuldgefühle 92
Schuldkultur 93
Schuldzuweisungen 106
Schutzformen 45
Seenotrettung 60
Selbstkontrolle 103
Selbstmordgedanken 78
Selbstunwirksamkeitserwartung 105
Selbstwertgefühl 106
Sicherheit 102
Skalen 100
Somatoforme Störungen 72
Sprach- und Integrationsmittler 122
Sprache als Waffe 61
Sprachkenntnisse 119
Stereotype 113

Stigmatisierung 57
Stress 66, 98
Stressoren 64, 67
Subsidiärer Schutz 45
Substanzkonsum 72
Suchterkrankungen 72
Suizidalität 74
Sündenbock 57
Symptombeschreibung 93

T

Trauma 75
Traumafolgestörung 76
Traumafolgestörungen 77
Traurigkeit 71
Trennungserfahrungen 74

U

Umfeld 96

Ungewissheit 68
Urvertrauen 78

V

Völkerrecht 33
Völkerrechtsbrüche 51
Vulnerabilität 65

W

Wahn 71
Wanderungsmotive 21
Werte 112
Widerstandskraft 105

Z

Zurückweisungsverbot 51